Ashtanga Yoga

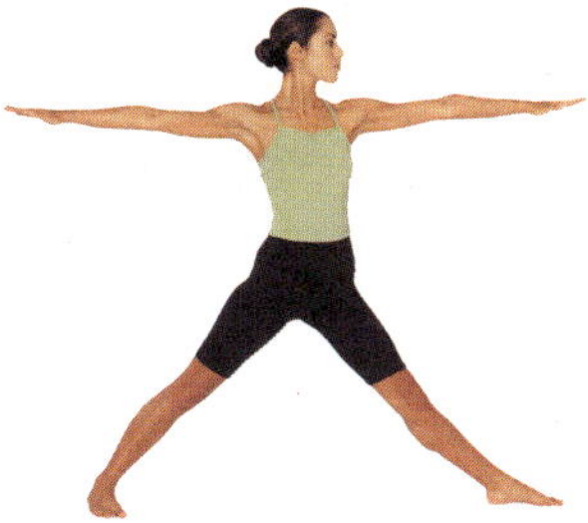

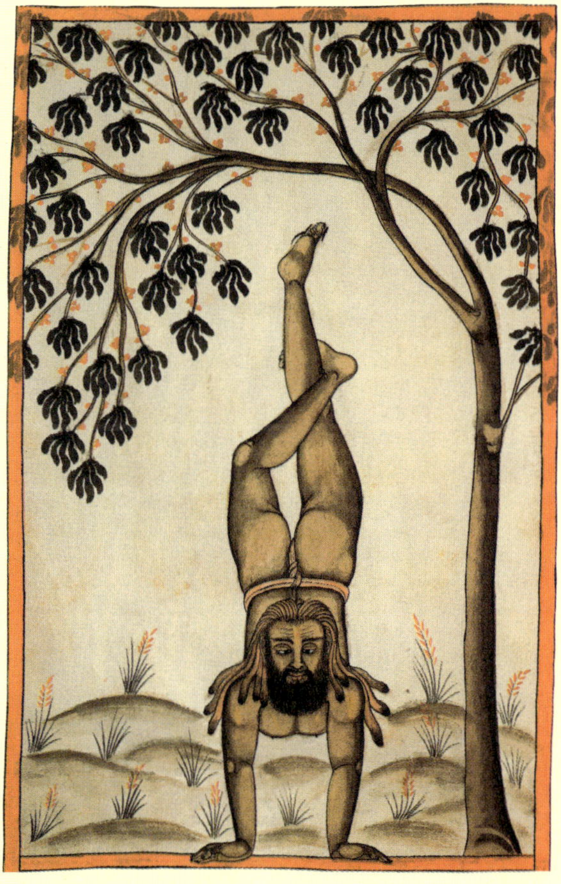

Ashtanga Yoga

Übungen und Anregungen für Ihr Wohlbefinden

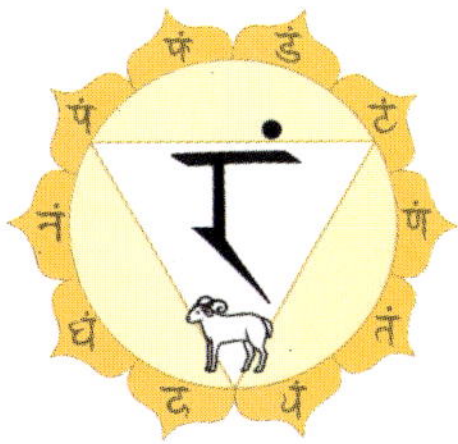

Anton Simmha

evergreen

Ashtanga Yoga
Anton Simmha

In Liebe und im Gedenken an Derek Ireland
und die weltweite Ashtanga Familie.

EVERGREEN is an imprint of

TASCHEN GmbH

Hohenzollernring 53, D-50672 Köln

www.taschen.com

Originaltitel: Live Better: Ashtanga Yoga

Layout: Manisha Patel
Layoutassistenz: Allan Sommerville
Lektorat: Judy Barratt
Lektoratsassistenz: Lucy Latchmore

Produktion: Printcompany Verlagsges.m.b.H.,
Wien
Übersetzung: agentur commintern

ISBN: 3-8228-4194-3

Printed by Imago Thailand

Hinweis des Verlags
Bitte wenden Sie sich an einen Arzt, ehe Sie die im vorliegenden Buch beschriebenen Ratschläge oder Positionen anwenden – insbesondere, wenn Sie gesundheitliche Probleme oder Krankheiten haben. Der Verlag, der Autor und die Fotografen übernehmen keine Haftung für Verletzungen oder Schäden, die aus der Anwendung der in diesem Buch beschriebenen Übungen oder Behandlungstechniken resultieren.

Inhalt

EINLEITUNG

Mein Weg zu Ashtanga Yoga begann in den späten 1980er-Jahren. Ich lebte in London als Künstler und Designer und interessierte mich in erster Linie für Partys – eine Leidenschaft, der ich bis zum Exzess frönte. Doch der ausschweifende Lebenswandel, der Missbrauch meiner Kräfte, hatte meine Reserven verbraucht. Ich musste meinen Lebensstil ändern, radikal. Ich begann meine Suche nach Ausgleich und Ruhe, das war der Beginn meines spirituellen Erwachens.

Damals in London hatte ich bereits einige Jahre ab und an Yoga praktiziert. Doch dann, während einer Urlaubsreise nach Goa in Südindien, hatte ich das große Glück, einen ganz außergewöhnlichen Mann zu treffen: Derek Ireland. Er zeigte mir eine Art des Yoga, wie ich sie noch nie gesehen hatte – Ashtanga *Vinyasa* Yoga!

Als ich Derek bei seinen anmutigen Übungen am Strand beobachtete, „fiel bei mir der Yoga-Groschen". Plötzlich war mir klar: Wollte ich Körper, Geist und Seele heilen, war Ashtanga die Antwort.

EINLEITUNG

Dieses Buch möchte Sie in Praxis und Konzepte des Ashtanga *Vinyasa* Yoga einführen in der Hoffnung, dass Yoga Ihnen helfen könnte, wie es mir geholfen hat. Es ist ein Buch für Anfänger und enthält eine gekürzte Variante der „Primary"-Serie – der ersten Sequenz von Ashtanga Yoga.

Ich möchte ausdrücklich betonen, dass dieses Buch nur eine zusätzliche Hilfe bei Ihren Übungen sein kann, das Ihnen Zweck, Techniken und Vorteile dieser uralten Methode näher bringt. Es kann und darf einen ausgebildeten Lehrer nicht ersetzen.

Bevor Sie eine Übung ausführen, lesen Sie den ganzen Text, um einen Überblick über das Thema zu haben. Die Beschreibung der Übungen lesen Sie zweimal, beim zweiten Mal stellen Sie sich die Ausführung der einzelnen Haltungen bildlich vor, um sie besser zu erinnern.

Doch vor allem befolgen Sie eine Grundregel: Niemals fordern, nichts erzwingen, nie übertreiben. Lernen Sie, auf Ihren Körper zu hören – er sagt Ihnen, wann es genug ist.

Viel Glück. *Namaste* - Anton

Kapitel 1

Über Ashtanga

Ashtanga *Vinyasa* Yoga ist eine Art des Hatha Yoga. Es nützt, wie andere körperbetonte Stile, Haltungen und Atemtechniken als Ausgangspunkt, um den Zustand des „Yoga", des Einsseins zu erreichen. Das ist das letzte Ziel jeder Art von Yoga. Wir spannen Geist, Körper und Seele zusammen, sodass wir Selbstverwirklichung oder Erleuchtung finden.

Die Einzigartigkeit von Ashtanga Yoga liegt in den *Vinyasa* (von der Atmung gesteuerte Bewegungen), die die einzelnen Yoga-Stellungen zu dynamischen Sequenzen verbinden. Dieses Buch beschreibt vier Sequenzen, die zusammen das Gerüst der „Primary" bilden, der ersten der sechs Ashtanga-Serien. Darauf folgen „Intermediate" sowie „Advanced" A, B, C und D. Die „Primary" wird *Yoga Chikitsa* – „heilendes Yoga" genannt. Dieser Name spiegelt die heilende Wirkung der Serie wieder, die einen starken, leichten, energetischen Körper und einen klaren, konzentrierten Geist zum Ziel hat. Dies dient als Vorbereitung auf die anspruchsvolleren Haltungen der darauf folgenden Serien.

In diesem Kapitel beschäftigen wir uns mit der Geschichte, den Zielen und der Philosophie von Ashtanga Yoga. Mit den speziellen Techniken dieses Stils kann eine breit gefächerten Wirkung, – ob Sie nun Ihre Fitness und Körperbeherrschung steigern wollen oder nach höheren, geistigen Lebensinhalten suchen.

EINE KURZE GESCHICHTE DES ASHTANGA

Yoga ist eine lebendige Tradition, die in der indischen Kutur der Veda etwa 2800 v. Chr. entstand. Durch die Jahrhunderte wurde diese Tradition von Generationen von Lehrern nur durch mündliche Überlieferung weitergegeben. Einige dieser Meister entwickelten einen eigenen Yogastil, sodass wir heute eine Vielzahl verschiedener Ausformungen kennen.

Ashtanga *Vinyasa* Yoga geht auf die Lehren eines verehrten Guru, Sri Krishnamacharya, zurück. Es wurde Ende des 20. Jahrhunderts vor allem durch das Wirken seines Lieblingsschülers Sri K. Pattabhi Jois bekannt, der als moderner Guru in Mysore, Südindien, lehrte.

Pattabhi Jois (oder Guruji, wie ihn seine Schüler nennen) begann seine Yoga-Studien 1927, im Alter von 12, unter der Anleitung von Sri Krishnamacharya. In den 1930er-Jahren soll Krishnamacharya im Zuge von Forschungen an der Universität Kalkutta in der Universitätsbibliothek ein uraltes Sanskrit-Manuskript entdeckt haben: das *Yoga Korunta*, vor Urzeiten von einem

Seher namens Vamana Rishi geschrieben. Das genaue Alter des Dokuments ist unbekannt, man schätzt es auf zwei- bis fünftausend Jahre.

Mit der Hilfe von Guruji (der ebenfalls Sanskrit studierte) übersetzte Krishnamacharya die *Yoga Korunta* und entdeckte die Grundzüge von Ashtanga *Vinyasa* Yoga – einem Yogastil, dessen Besonderheit in einem System regelmäßiger Atemzüge liegt, die eine vorgeschriebene Abfolge von Bewegungssequenzen steuern. Guruji wurde zum herausragendsten Lehrer dieses Yogastils und gründete als solcher das Ashtanga Yoga Forschungsinstitut, welches sich mit den gesundheitlichen Aspekten von Ashtanga Yoga beschäftigt. Während der 1960er und 1970er-Jahre pilgerten immer mehr Menschen auf der Suche nach alternativen Lebensweisen aus dem Westen nach Indien. Einige wenige nahm Guruji in Mysore auf und sie brachten Ashtanga zu uns. Seither hat sich diese dynamische, körperlich anstrengende Art des Yoga in vielen Ländern verbreitet, denn die Menschen suchen immer mehr nach einem ganzheitlichen Ansatz für Gesundheit und Fitness.

DIE ACHT GLIEDER DES ASHTANGA

Im Wort Ashtanga stecken die Sanskrit-Wörter *ast* (acht) und *anga*, was Stufen oder Glieder bedeutet. Der Name nimmt Bezug auf den systematischen Ansatz der *Yoga-Sutren*, einem wichtigen Text der Yoga-Lehre, verfasst vom Weisen Patanjali, etwa 200 v. Chr. bis 200 n. Chr.. Patanjali stellte sich die acht Glieder des Yoga als sich verzweigende Äste eines Baums vor. *Asana* (Haltungen) und *Pranayama* (Atemkontrolle) sind zwei dieser Glieder, die anderen sechs sind *Yama* (Ethik), *Nijama* (Selbstkontrolle), *Pratyahara* (Rücknahme der Sinne), *Dharana* (Konzentration), *Dyana* (Meditation) und *Samadi* (Einssein mit dem wahren Selbst). Wenn man eines dieser Glieder weiterentwickelt, stärkt man auch die anderen. Das letzte Ziel ist die Erleuchtung.

Ashtanga Yoga konzentriert sich zu Beginn auf *Asana* und *Pranayama* (Kapitel 2 bis 5). Mit fortschreitender Praxis werden Sie sich vielleicht auch mit den anderen Gliedern beschäftigen wollen (Kapitel 6) und Yoga zu einer umfassenden Lebensphilosophie ausweiten.

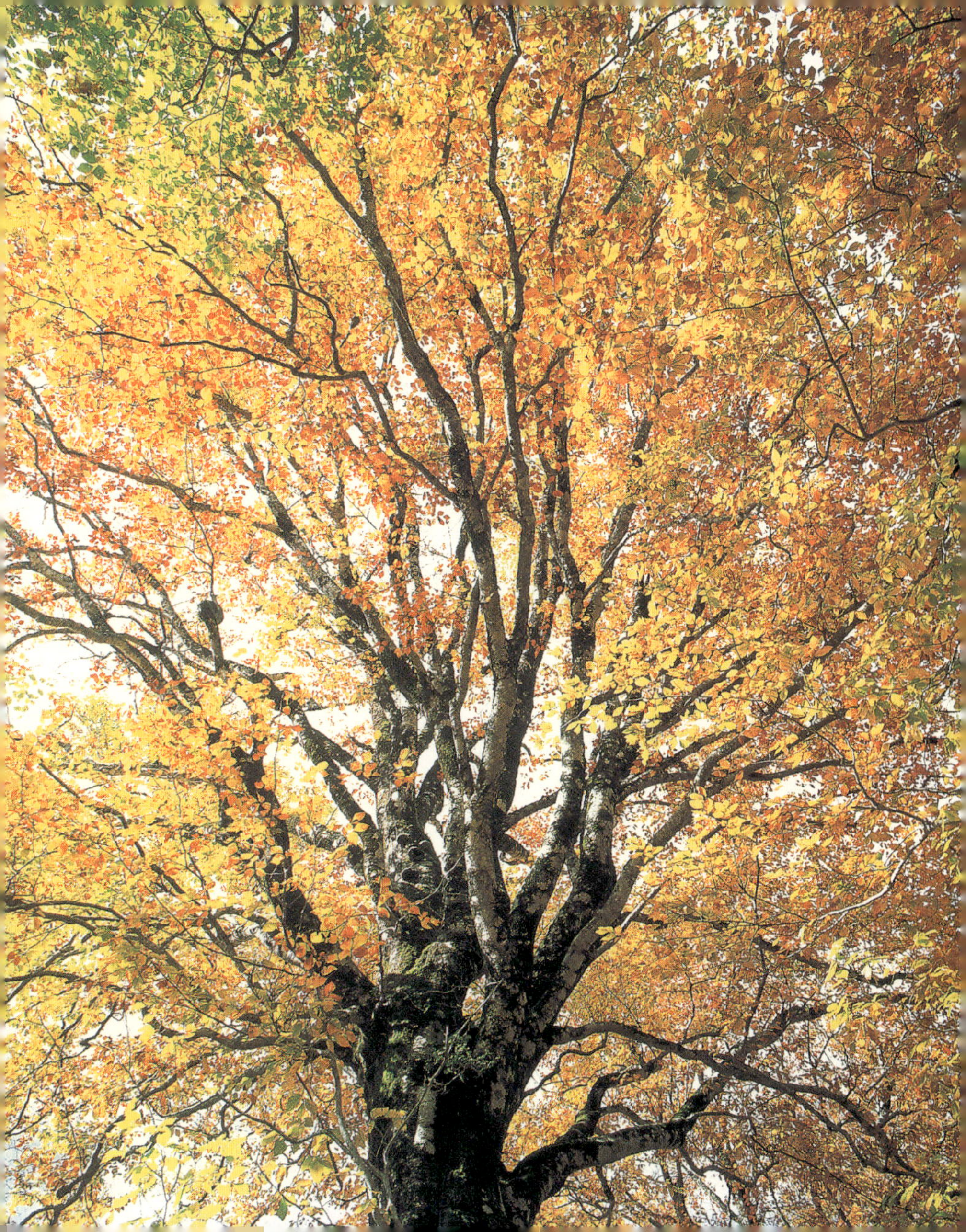

AUF DER SUCHE NACH GLEICHGEWICHT

Als Kinder leben wir „frei" – im natürlichen Gleichgewicht von Geist und Körper, in dem Gedanken und Bewegungen zusammen gehören. Beim Erwachsenwerden zwingt man uns meist, unsere geistigen Fähigkeiten auf Kosten unserer Körperlichkeit zu entwickeln. Das Gleichgewicht geht verloren.

Wenn wir Bewegung und Atmung in der Art des Yoga koordinieren, stellen wir die Balance zwischen Geist und Körper wieder her. Die alten Yogis erklärten dieses Zusammenführen in Bezug auf die so genannten drei „Körper" des Menschen: den grobstofflichen Körper (*Stula*), den Astralkörper (*Sukshma*) und den Kausalkörper (*Karana*). Jeder dieser Körper umfasst eine oder mehrere von insgesamt fünf „Hüllen". Im materiellen Körper gibt es nur eine, die Nahrungshülle (*Annamaya Kosha*), der Astralkörper birgt drei Hüllen, die Energie- oder Lebenshülle (*Pranamaya Kosha*), die Gefühls- oder Sinneshülle (*Manomaya Kosha*) und die intellektuelle Hülle (*Vijnanamaya Kosha*). Der Kausalkörper beherbergt die Hülle der Glückseligkeit (*Anandamaya Kosha*). Man stellt sich diese Hüllen wie die bekannten russischen Matroschkas vor, eine passt genau in die andere, wobei *Annamaya Kosha* die äußerste und *Anandamaya Kosha* die innerste Hülle sind.

Ashtanga Yoga hat zum Ziel, die drei Körper und die zugehörigen Hüllen in ein Gleichgewicht zu bringen, um uns wieder mit dem *Bindu* zu verbinden, unserem innersten Selbst im Zentrum des *Anandamaya Kosha*. Dies geschieht zu Beginn durch das kontrollierte Atmen des *Pranayama* in Verbindung mit den *Vinyasas*. So wird der Körper dn. chr.u gebracht, sich zu entspannen, zu strecken und zu öffnen. Wir können die Yogahaltungen einnehmen, um unsere Muskeln zu stärken, die inneren Organe zu reinigen und zu stimulieren und den Fluss der Energie durch den ganzen Körper zu verbessern.

Indem wir uns ganz auf Atemrhythmus und Bewegung konzentrieren, kommt unser Geist zur Ruhe und wird wieder eins mit dem Körper – wir kommen dem Zustand des „Yoga", dem „Einssein" näher.

DAS ENERGIESYSTEM DES KÖRPERS

Die alten Yogis beschrieben die Energiehülle (*Pranamaya Kosha*) als Netz von Energiekanälen, dem „feinstoffliche Skelett". Das ist ein System ähnlich dem der Meridiane in der traditionellen chinesischen Medizin. In der Yogalehre werden diese Kanäle *Nadis* genannt. Sie verteilen das *Prana*, die Lebensenergie, im Körper.

Man glaubt, dass wir 72.000 *Nadis* haben. Der Wichtigste ist der *Sushuma Nadi*, ein zentraler Energiekanal, der entlang der Wirbelsäule vom Steißbein bis zum Scheitel verläuft. Zwei weitere wichtige *Nadis*, *Ida* und *Pingala*, verlaufen in Schlangenlinien bis zum linken bzw. rechten Nasenloch, wobei Sie den *Sushuma Nadi* insgesamt siebenmal kreuzen. Diese Kreuzungspunkte werden *Chakren* genannt und als die wichtigsten Energiezentren des Körpers angesehen. Sie liegen im Nervengeflecht der Wirbelsäule (s. Illustration S. 19). Man stellt sich diese *Chakren* als kreisende, leuchtende Räder vor, die die Lebensenergie durch unseren Astralkörper pumpen.

Atemtechniken und Yoga-Stellungen begünstigen den Fluss von *Prana* durch unseren Energiekörper. Wenn wir auf kontrollierte Art durch die Nase einatmen, gelangt *Prana* über *Ida* und *Pingala* in unseren Energiekörper. Die Yoga-Haltungen sorgen dafür, dass *Prana* besser durch *Nadis* und *Chakren* fließen kann, indem die Blockaden, die sich oft durch Stress und Anspannung bilden, beseitigt werden.

Die Chakren

- Das rote *Muladhara*, das *Wurzel-Chakra* befindet sich am Ende des Rückgrats, in der Höhe des Steißbeins. Es verbindet uns mit dem Element Erde. Wenn wir uns darauf konzentrieren, erlangen wir Sicherheit und Stabilität.
- Das orange *Swadhisthana*, das Becken- oder *Sexual-Chakra* symbolisiert unseren Ursprung. Es verbindet uns mit dem Element Wasser, sein Energiestrom fördert Sexualität und Kreativität.
- Das gelbe *Manipura*, das *Nabel-Chakra* liegt in der Körpermitte hinter dem Nabel. Es verbindet uns mit der Energie der Sonne, dem Element Feuer, und treibt uns

zu unseren Handlungen. Es ist die Quelle des Willens. Wenn wir uns auf dieses Chakra konzentrieren, können wir unser *Agni*, unser „inneres Feuer" entfachen.

- Das grüne *Anahata*, das *Herz-Chakra* liegt auf Höhe des Herzens. Es ist das Zentrum der Gefühle, der Sitz von Mitgefühl und bedingungsloser Liebe, und verbindet uns mit dem Element Luft.
- Das blaue *Hals-Chakra* nennt man *Vishuddha*, „Reinheit". Es liegt am unteren Ende des Nackens, ist der Sitz von Wissen und Ausdruckskraft und verbindet uns mit dem Äther.
- Das purpurne „Dritte Auge", das *Stirn-Chakra* bzw. *Ajna* sitzt in der Mitte der Stirn oberhalb der Brauen. Es ist der Sitz der spirituellen Einsicht, die unseren Geist beherrscht, und verbindet uns mit dem Kosmos.
- Das *Kronen-Chakra* an unserem Scheitel wird *Sahasrara* genannt, „eintausend Blütenblätter". Man stellt sich dieses *Chakra* als voll erblühte Lotosblüte vor, die eintausend Lichtstrahlen aussendet. Es verbindet uns mit dem universellen Bewusstsein. *Sahasrara-Meditationen* bringen uns unserem wahren Selbst näher.

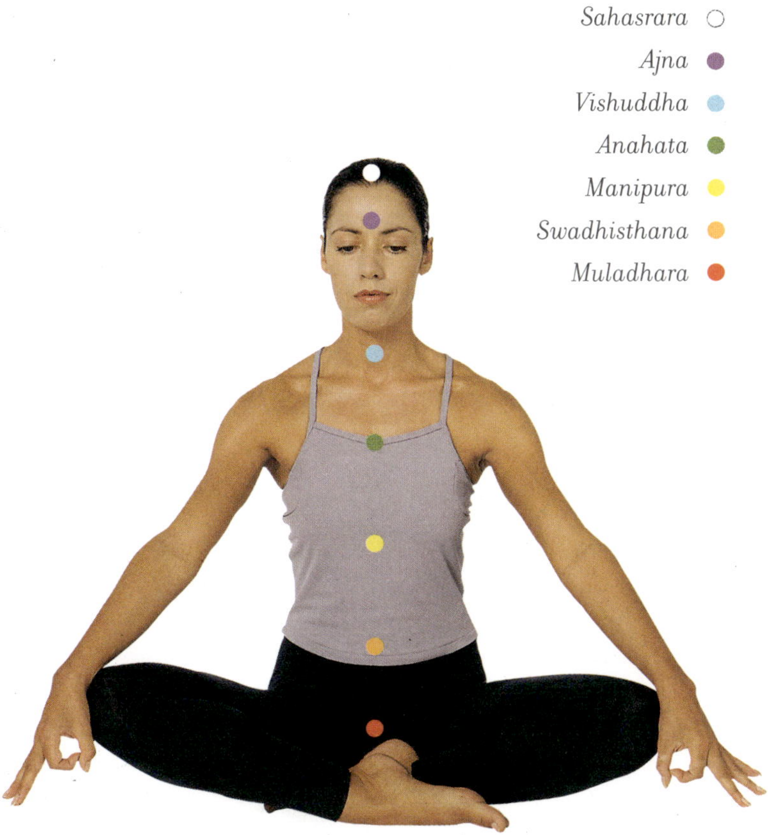
Sahasrara
Ajna
Vishuddha
Anahata
Manipura
Swadhisthana
Muladhara

DAS SYSTEM DER VINYASA

Es ist das *Vinyasa*-System, das Ashtanga *Vinyasa* Yoga so einzigartig macht. Der Ausdruck *Vinyasa* bezeichnet atemgesteuerte Bewegungen, die die einzelnen Haltungen zu einem dynamischen Ablauf verbinden. Der Fluss von Atmung und Bewegung unterscheidet Ashtanga von anderen Stilen des Hatha Yoga, in denen man zwischen den einzelnen Haltungen oft Pausen einlegt.

Mit Hilfe der *Vinyasa* soll in den inneren Organen große Hitze, *Agni*, erzeugt werden, die in der Folge den gesamten Körper durchdringt. Diese Hitze bringt zweifachen Nutzen: Zum einen wirkt sie reinigend. Der Körper wird angeregt, Giftstoffe abzubauen, die als Schweiß durch die Haut austreten. Zum anderen wird der Körper geschmeidiger, ähnlich erwärmtem Metall. So können sich die Muskeln ohne Verletzungsgefahr dehnen.

Die Vinyasa-Bewegung

Die *Vinyasa*-Bewegung ist tatsächlich eine Abfolge mehrerer Bewegungen. Die Grundlage von *Vinyasa* bildet der Sonnengruß A (s. S. 38–41), eine Sequenz, die oft mehrmals in Folge zu Beginn einer Yoga-Sitzung ausgeführt wird. Dabei wird der Körper nicht nur erwärmt. Ebenso wird der Oberkörper kräftig und ausdauernd und Knochengerüst und Muskulatur werden nach jeder Haltung in Übereinstimmung gebracht. Für Anfänger ist diese *Vinyasa*-Bewegung zu Beginn eher eine Herausforderung, daher habe ich die *Vinyasa* zwischen den stehenden Positionen (mit Ausnahme der Krieger-Stellung auf S. 66–71) weggelassen. Auf S. 76/77 finden Sie eine modifizierte Variante, das halbe *Vinyasa*, das Sie nach jeder sitzenden Haltung (bzw. nach jeder Seite einer sitzenden Haltung) ausführen.

Die Vinyasa-Atmung

Die Atemtechnik, die sowohl *Vinyasa* als auch die Stellungen, die sie verbinden, synchronisiert, nennt man *Ujjayi* – „siegreich". Diese Atemtechnik soll wärend der gesamte Yoga-Sitzung durchgehalten und jede Bewegung entweder durch Ein- oder Ausatmen ausgelöst werden. So entsteht der Impuls zur Bewegung durch die Atmung. Bei den Übungen in Kapitel 2 bis 5 wird genau erklärt, wie Bewegung und Atmung aufeinander abzustimmen sind.

Bei *Ujjayi*-Atmung erzeugen wir an der Rückwand unserer Kehle ein unverwechselbares Geräusch, das an entferntes Meeresrauschen erinnert. Dieser Ton entsteht, indem wir durch die Nase atmen, dabei den Gaumen weich machen und den Kehldeckel verengen. Diese Verengung fängt die Atemluft, sodass wir den Luftstrom in unsere Lungen hinein und aus ihnen heraus kontrollieren können. Wir versuchen, regelmäßig zu atmen, jedes Ein- bzw. Ausatmen soll gleich stark und gleich lang sein. Dadurch wird der Atemrhythmus geschlossener, die natürlichen Pausen zwischen den Atemzügen verkleinern sich, der Atem wird rollend, sodass Ein- und Ausatmen schwer unterscheidbar werden.

Um die geräuschvolle *Ujjayi*-Atmung auszuprobieren, setzen Sie sich gemütlich und entspannt hin, halten die Hände über die Ohren und atmen erst einmal mit offenem Mund ein und aus. Seufzen Sie dabei, sodass Geräusche ähnlich einem „Ahh" oder „Haa" zu hören sind. Wenn Ihnen dies gelingt, schließen Sie den Mund und atmen durch die Nase. Das Geräusch sollte bleiben, da Sie den Kehldeckel weiterhin leicht zusammenpressen. Atmen Sie in normaler Stärke und Frequenz. Sie sollen gleichmäßig und entspannt atmen, blähen Sie also nicht Ihren Brustkorb, atmen Sie nicht stoßweise. Erlauben Sie Ihrem Brustkorb, sich zu weiten, während Sie Ihre Lunge voll mit Luft füllen. Der Bauch bleibt weich und ruhig, nicht die Bauchmuskeln zusammenpressen. Dadurch werden die inneren Organe während Ihrer Yoga-Übungen unterstützt. Wenn Sie mit Ashtanga beginnen, werden Sie wahrscheinlich all Ihre Aufmerksamkeit der richtigen Abfolge der einzelnen Bewegungen zuwenden müssen. Wenn Ihnen diese aber erst vertraut sind, können Sie sich darauf konzentrieren, Atem und Bewegungen zu synchronisieren. Lauschen Sie dem Rauschen des *Ujjayi*, als ob es Ihr Mantra wäre. Dadurch wird Ihre Yoga-Praxis zu einer Meditation der Bewegung, die Gedanken und Gefühle zur Ruhe kommen lässt und Bewusstheit und innere Aufmerksamkeit steigert.

BANDHAS

Sind Ihnen Bewegungen und Atmung der *Vinyasa* erst in Fleisch und Blut übergegangen, werden Sie Ihre Yoga-Praxis mit *Bandhas* erweitern. Das Sanskrit-Wort *Bandha* bedeutet „verschließen, versiegeln". Im Ashtanga Yoga ist damit das sanfte Zusammenziehen bestimmter Muskeln gemeint. Diese „Verschlüsse" sieht man als Ventile, die den Fluss des *Prana* durch die *Nadis* im Astralkörper steuern. Diese Muskelkontraktionen geben jene zusätzliche Energie, die den Schwung einer Ashtanga-Übung aufrecht hält. Sie bewahren die Hitze, die durch die *Vinyasa* erzeugt wird. Vom physischen Standpunkt aus stärken *Bandhas* Rückgrat und Organe und unterstützen die *Ujjayi*-Atmung.

Im Ashtanga wenden wir drei *Bandhas* an: *Mula Bandha*, den Wurzelverschluss, *Uddiyana Bandha*, den Nabelverschluss und *Jalandhara Bandha*, den Verschluss in der Kehle. *Mula Bandha* setzt am Ende des Steißbeins an und hält das *Prana* im Körper. Dazu werden die Schließmuskeln des Afters am Ende des Ausatmens angespannt. Später wird sich die Spannung etwas zum Damm verschieben, knapp unterhalb der Genitalien.

Uddiyama Bandha bezeichnet das Anspannen des Unterbauchs. Dadurch wird das *Prana* angeregt, durch die *Nadis* des Astralkörpers nach oben zu steigen. Am Ende des Ausatmens, wenn die Lungen leer sind, ziehen Sie den Nabel ein und nach oben. Halten Sie die Spannung beim Einatmen. Wir suchen nach sanfter Ruhe (nicht zwanghaftem Pressen) im Unterbauch, die wir während der Yoga-Übungen aufrecht halten können.

Beim *Jalandhara Bandha* wird der Hals zusammengezogen. Diese Technik wird bei bestimmten *Pranayama*-Übungen angewandt und sollte nur unter Aufsicht eines erfahrenen Lehrers ausgeführt werden.

Ohne Hilfe ist es anfangs schwer, die Feinheiten der *Bandhas* zu erfassen. Mit zunehmender Praxis wird es Ihnen leichter fallen, die entsprechenden Muskelpartien zu lokalisieren und die Spannung zu halten. Bald bemerken Sie, dass sich Ihre Yoga-Praxis verändert und jede Bewegung durch ein Gefühl innerer Stärke und Leichtigkeit beflügelt wird.

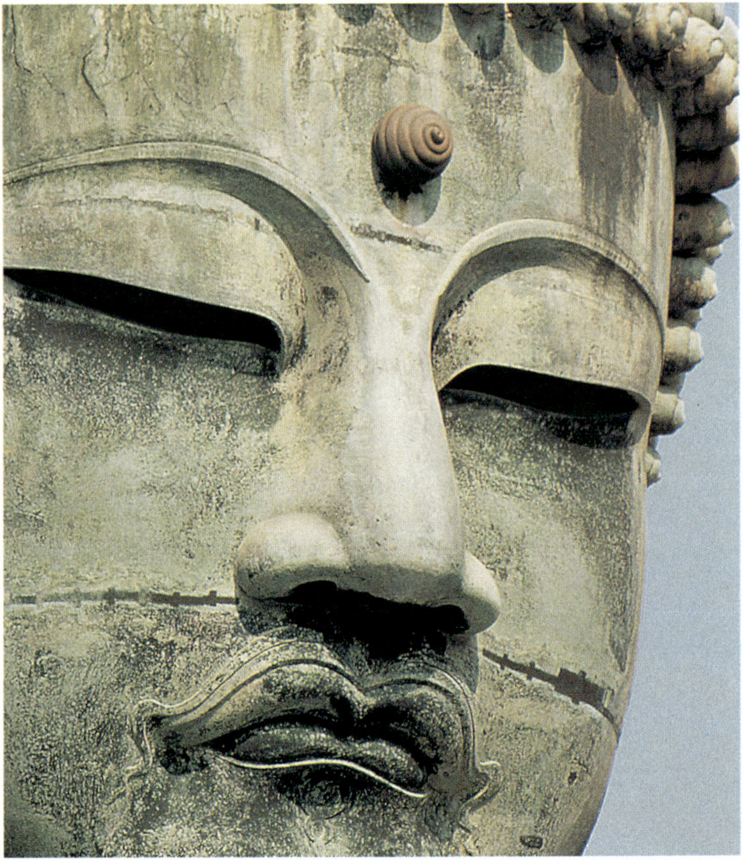

DRISHTIS

Sie werden bald bemerken, dass Sie in jeder Übung dieses Buches aufgefordert werden, einen bestimmten Punkt Ihres Körpers oder Ihrer Umgebung zu fixieren. Diese Punkte werden *Drishtis* genannt. Sie verhindern, dass Ihre Augen ziellos umherstreifen. Dadurch ist auch der Geist weniger abgelenkt. Sie entwickeln einen tiefen inneren Blick auf den Rhythuns des *Ujjayi*, die physischen Bewegungsabläufe der Haltungen, die Muskelanspannungen der *Bandhas* und jedes andere Gefühl, das während der Übung entsteht.

Ashtanga Yoga kennt neun *Drishtis*, die wir in allen unseren Übungen abwechselnd ansprechen: die Nasenspitze (*Nasagrai*), die Daumen (*Angusta Ma Dyai*), das „Dritte Auge" (*Broomadhya*) in der Mitte der Stirn, etwas oberhalb der Augenbrauen, den Nabel (*Nabi*), hinauf in den Himmel (*Urdhva*), die Hand (*Hastagrai*), die Zehen (*Padhayoragrai*), sowie einen Punkt am äußersten linken und am äußersten rechten Rand des Gesichtsfelds (*Parsva*).

DIE RICHTIGE ÜBUNGSEINSTELLUNG

Damit Ihnen Yoga gut tun kann, ist es wichtig, eine gesunde Einstellung zu den Übungen zu entwickeln. Ashtanga ist eine körperlich anstrengende Form von Yoga, daher müssen Sie auf Ihren Körper hören. Nur so ist gewährleistet, dass Sie die Übungen sicher und koordiniert ausführen, ohne Ihre Muskeln zu überdehnen.

Vor jeder Yoga-Sitzung nehmen Sie sich kurz Zeit, um in Ihren Körper einzutauchen und herauszufinden, ob es irgendwo schmerzende oder verspannte Stellen gibt. In einem solchen Fall müssen Sie Ihre Übungen möglicherweise variieren, um die Beschwerden nicht zu verschlimmern. Denn: Yoga soll zwar eine Herausforderung darstellen, darf aber weder Schmerz verursachen noch zu Verletzungen führen. Wir müssen daher bei jeder Stellung unsere Grenzen kennen. Wenn Sie eine Stellung einnehmen, werden Sie Ihren so genannten Minimalpunkt und den Maximalpunkt entdecken. Am Minimalpunkt verspüren Sie ein erstes leichtes Ziehen. Der Maximalpunkt ist erreicht, wenn Sie sich nicht weiter dehnen können, ohne den natürlichen Widerstand Ihres Körpers gewaltsam zu brechen. Wenn Sie es dennoch versuchen, spüren Sie Schmerzen und laufen Gefahr, sich zu verletzen. Versuchen Sie lieber, sich in dieser Stellung zu entspannen, indem Sie sich auf Ihre Atmung konzentrieren, sich „Ihrer Atmung auszuliefern". So erlauben Sie Ihrem Körper, seine Grenzen zu erweitern, ohne dabei Schaden zu nehmen.

Wenn sie zulassen, dass Ihr Körper in seiner Weisheit die Kontrolle über Ihre Yoga-Praxis übernimmt, überschreiten Sie die Grenze der Erwartungen und Wünsche des Ichs, das Ihren Körper negiert und sofortigen Erfolg verlangt. Es bringt auf Dauer weit mehr Befriedigung, körperliche Grenzen zu respektieren, sodass der Körper selbst in der Lage ist, sie zu erweitern.

Auch Ihrem Geist gegenüber brauchen Sie Geduld. Während der Übungen werden die Gedanken nicht selten abschweifen wollen. Werden Sie nicht wütend, wenden Sie die Aufmerksamkeit einfach wieder der Atmung zu. So beruhigt sich der Geist und konzentriert sich nach und nach auf die momentane Bewegung des Körpers.

WICHTIGE ÜBUNGSTIPPS

1 Warten Sie nach einer üppigen Mahlzeit mindestens zwei Stunden, bevor Sie mit Yogaübungen beginnen und essen Sie in der ersten Stunde danach nur wenig. Während der Sitzung möglichst wenig trinken und nur in kleinen Schlucken.

2 Üben Sie wenn möglich zu regelmäßigen Zeiten. Die beste Zeit wäre morgens, bevor sie Ihren Tag beginnen. Doch selbstverständlich können Sie den Zeitpunkt nach Ihren Bedürfnissen wählen.

3 Üben Sie regelmäßig. Häufige, kurze Sitzungen sind besser als exzessives Training ab und zu.

4 Üben Sie in einem gut beheizten, warmen Raum. So wird die innere Hitze bewahrt, Ihre Muskeln kühlen nicht ab und das Verletzungsrisiko wird minimiert.

5 Schaffen Sie sich eine angenehme, entspannende Umgebung. Zünden Sie Kerzen oder Räucherstäbchen an.

6 Minimieren sie potenzielle Ablenkungen. Wählen Sie einen ruhigen Raum und schalten Sie Fernsehen, Radio, Telefon und Handy ab.

7 Tragen Sie bequeme, lockere Kleidung, Ziehen Sie Schuhe und Socken aus, legen Sie Uhr und Schmuck ab.

8 Kaufen Sie eine Yogamatte. Sie ist eine ideale, weil sichere und rutschfeste Unterlage.

9 Wenn sie zum ersten Mal Ashtanga Yoga praktizieren, bauen sie Ihre Übungen langsam auf. Beginnen Sie mit dem Sonnengruß gefolgt von der Entspannungshaltung aus der Schlusssequenz. Mit wachsender Ausdauer bauen Sie nach und nach Stellungen ein.

10 Lassen Sie sich von Ihrer Atmung führen. Geht Ihr Atem schneller, strengen Sie sich wahrscheinlich zu sehr an. Pausieren Sie einen Moment und warten Sie, bis sich Ihre Atmung beruhigt hat, bevor Sie weitermachen.

11 Pausieren Sie, wenn Sie sich schwach oder benommen fühlen.

12 Suchen Sie eine Yoga-Gruppe oder einen Lehrer in der Nähe. Nur so können Sie Ihre Praxis weiterentwickeln.

13 Wenn Sie ein Kind erwarten, sich nicht wohl fühlen oder gar krank sind, fragen Sie unbedingt Ihren Arzt, bevor Sie ohne Lehrer üben.

14 Und am wichtigsten: Haben Sie Spaß!

Unser Gestern ist nichts als ein Traum,
Unser Morgen vor allem Sehnsucht.
Doch durch ein gut gelebtes Heute
Wurde in jedem Gestern ein Wunsch erfüllt
Und jedes Morgen wird zu einem Versprechen.

WIRD KALIDASA ZUGESCHRIEBEN
SANSKRITGEDICHT „DER MORGENGRUSS"
AUS „SAKUNTALA"
(5. Jahrhundert n. Chr.)

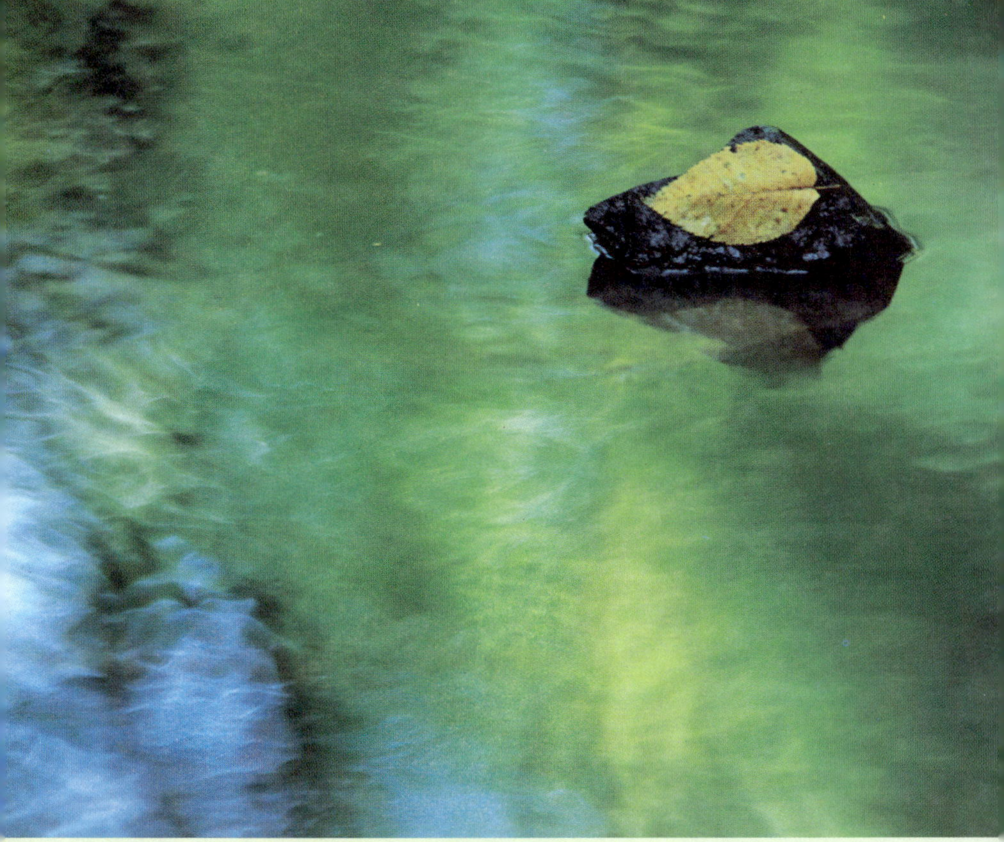

Kapitel 2

Die Aufwärm-Sequenz

Die Aufwärm-Sequenz besteht aus zwei Bewegungsfolgen: Dem Sonnengruß A und dem Sonnengruß B. Die Sonnengrüße werden zu Beginn jeder Yoga-Sitzung mehrmals wiederholt und auch zwischen den einzelnen Stellungen in Varianten geübt. Die Sonnengrüße beinhalten eine von *Ujjayi*-Atmung gesteuerte Abfolge von Bewegungen und bilden die Grundlage der *Vinyasa* (s. S 20–23). Am Beginn der Yoga-Sitzung erzeugen sie *Agni*, die innere Hitze, im Körper. Diese Hitze erhöht unsere Beweglichkeit, damit wir unseren Körper in den einzelnen Haltungen gefahrlos und erfolgreich dehnen können, ohne die Muskeln, Sehnen und Gelenke zu sehr zu belasten.

Mit der Aufwärm-Sequenz legen wir den Grundstein zu jeder Ashana-Praxis. Die Sequenz eignet sich auch hervorragend für Anfänger, um die Koordination von Atmung und Bewegung des *Vinyasa*-Systems zu erlernen. Konzentrieren Sie sich während der ersten Male beim Üben der Sequenz auf den Sonnengruß A, bevor Sie den etwas komplexeren Sonnengruß B in Angriff nehmen. Anfangs üben Sie jeden Sonnengruß dreimal und steigern sich mit zunehmender Fitness, Stärke und Elastizität auf fünf.

Versuchen Sie, die Sonnegrüße morgens vor dem Frühstück auszuführen – Sie werden erfreut feststellen, dass Sie den ganzen Tag über mehr Energie und Konzentration aufbringen können.

Der Gott der Liebe reicht über uns hinaus
und wohnt doch in uns.
Er ist ungeboren,
ohne Körper und Geist, ohne Name und Form.
Dennoch entspringt alles aus ihm:
Universum, Luft, Feuer, Wasser und Erde –
Die Elemente, aus denen Leben entstand.

MUNDAKA UPANISHAD

(5 JAHRHUNDERT V. CHR.)

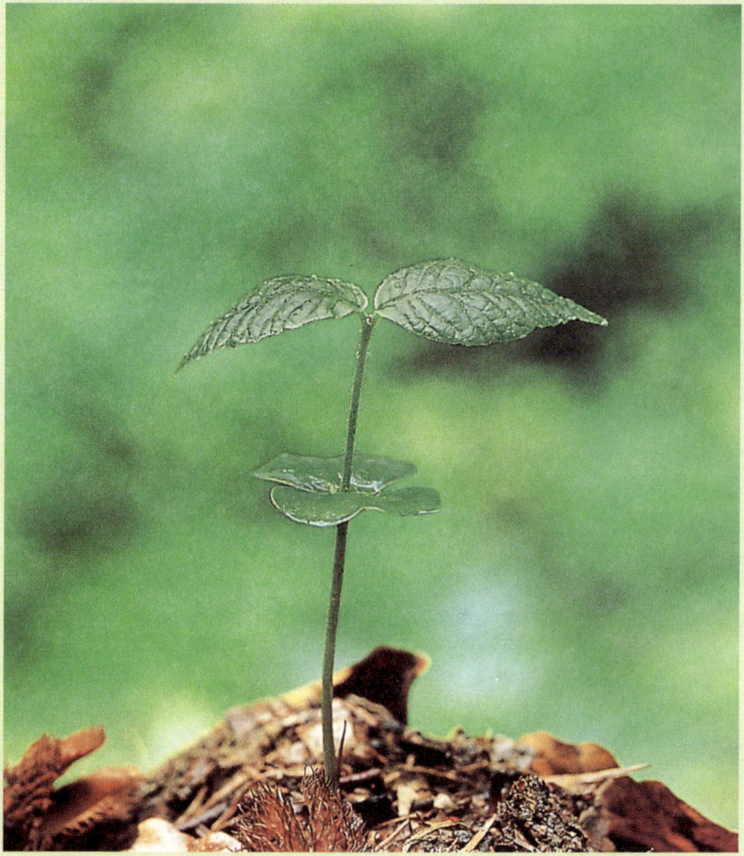

SONNENGRUSS A
Surya Namaskara A

Wir beginnen in *Samasthiti*, der aufrechten Grundstellung, Beine geschlossen, Arme locker pendelnd, Schultern entspannt, mit ruhiger, gleichmäßiger *Ujjayi*-Atmung.

1 Einatmen, die Arme zur Seite und nach oben führen, Handflächen nach innen. Sehen Sie auf Ihre Daumen.

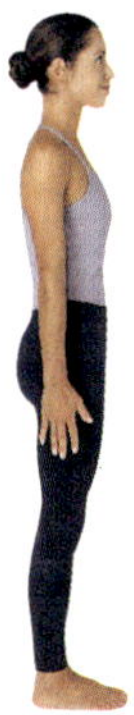

Aufrechte Grundstellung

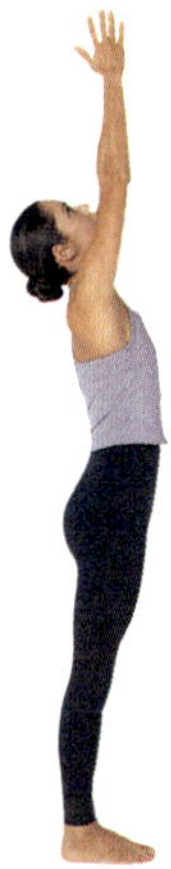

1

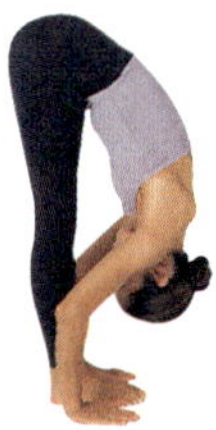

2

2 Ausatmen und in der Hüfte nach vorne beugen. Bringen Sie den Kopf nahe an das Schienbein, die Hände liegen beiderseits der Füße auf dem Boden (bzw. an Ihren Knöcheln oder Schienbeinen).

3 Einatmen, das Rückgrat strecken, Kopf nach oben. Arme strecken, die Fingerspitzen bleiben am Boden.

4 Ausatmen, die Knie beugen, das Gewicht auf die Arme verlagern und nach hinten springen oder steigen. Arme gestreckt lassen und Oberkörper nach oben drücken. Die Beine sind gestreckt, die Schultern befinden sich oberhalb der Handgelenke. Setzen Sie die Bewegung fließend fort, indem sie die Arme beugen, bis das Kinn fast den Boden berührt. Pressen Sie die Ellbogen an den Körper und sehen Sie nach oben. *(Lesen Sie weiter.)*

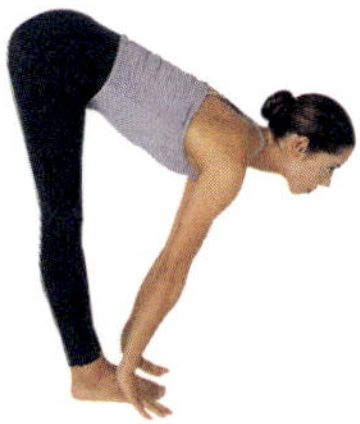

3

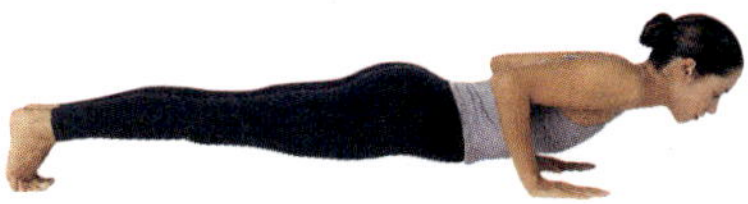

4

5 Einatmen und die Zehen strecken, sodass der Rist am Boden aufliegt. Arme durchstrecken und den Brustkorb nach oben drücken. Das Kreuz durchdrücken, die Schultern nach unten schieben, Brustkorb und Kopf heben und nach oben sehen.

6 Ausatmen, den Körper mit den Armen nach hinten drücken, die Füße aufstellen und die Hüfte heben (Hund-Stellung). Die Hände sind etwa schulterweit, die Beine hüftweit gespreizt, die Finger weisen nach vorne. Strecken Sie das Rückrat und drücken Sie die Fersen sanft in den Boden. Legen Sie das Kinn an die Brust und blicken Sie auf den Nabel. Halten sie diese Position fünf Atemzüge lang (fünfmal ein- und wieder ausatmen).

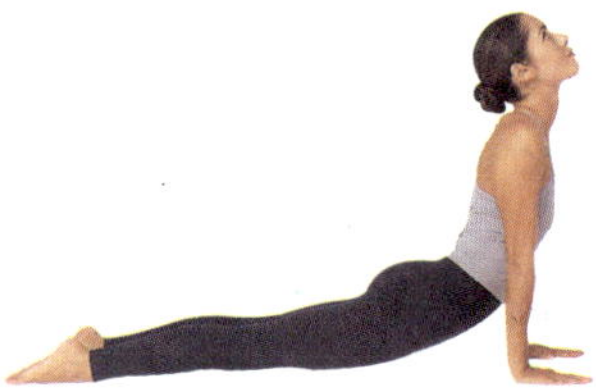

5

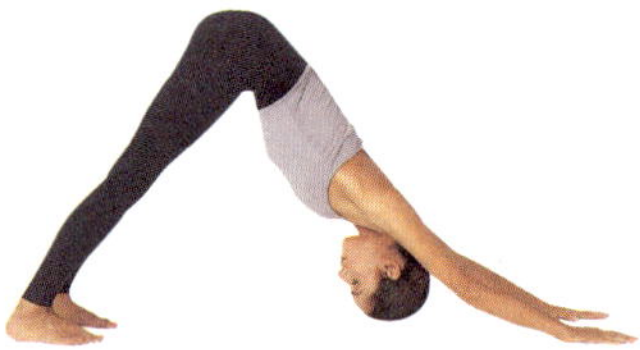

6

7 Einatmen, mit den Füßen zu den Händen springen oder steigen, die Fingerspitzen bleiben am Boden. Strecken Sie das Kreuz und heben Sie den Kopf.

8 Ausatmen und die Hüfte nach vorne drücken, Kreuz entspannen, den Kopf an das Schienbein beugen.

9 Einatmen, Oberkörper und Arme heben und die Handflächen über dem Kopf aneinander legen. Sehen Sie auf Ihre Daumen. Atmen Sie aus und senken Sie die Arme. Die Sequenz fünfmal wiederholen.

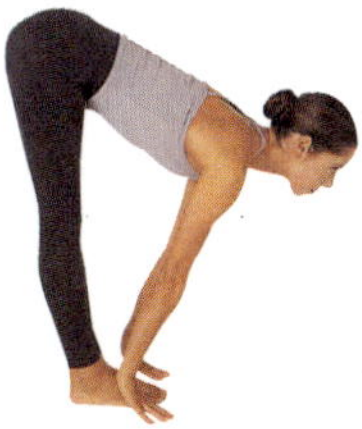

7

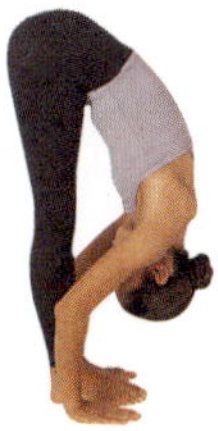

8

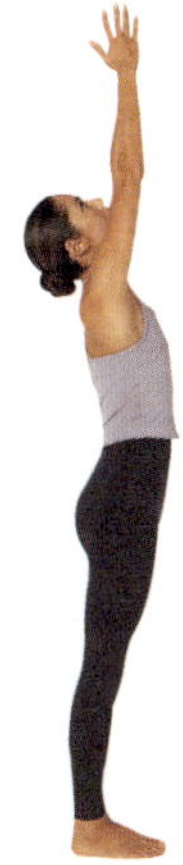

9

SONNENGRUSS B
Surya Namaskara B

1 Aus der aufrechten Grundstellung einatmen, die Knie beugen und die Arme über den Kopf heben. Die Handflächen aneinander legen und auf die Daumen sehen.

2 Ausatmen, die Beine strecken und aus der Hüfte nach vorne beugen. Bringen Sie den Kopf nahe an das Schienbein, und legen Sie die Hände beiderseits der Füße auf den Boden.

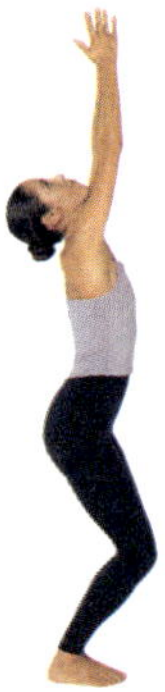

1

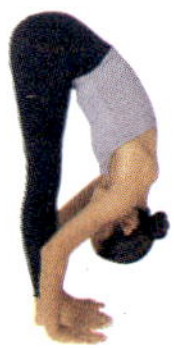

2

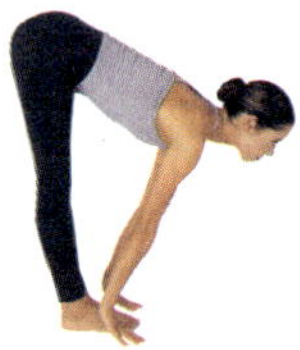

3

3 Einatmen, Rückgrat strecken und nach oben sehen. Die Arme strecken, die Hände bleiben am Boden.

4 Ausatmen und nach hinten springen, den Körper mit gestreckten Armen nach oben drücken. Die Arme beugen, bis das Kinn fast den Boden berührt, nach vorne sehen.

5 Einatmen, den Rist auflegen und den Brustkorb nach oben drücken. Arme strecken, Schultern nach unten drücken, Brust und Kopf heben und nach oben sehen.

6 Ausatmen, den Körper mit den Armen nach hinten drücken, die Füße aufstellen, das Gesäß heben, das Rückgrat strecken (Hund-Stellung).

(Lesen Sie weiter.)

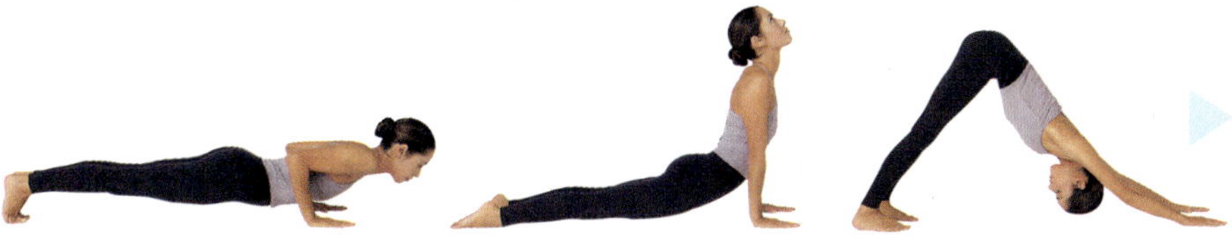

4 5 6

7 Einatmen, den linken Fuß ca. 45° nach außen drehen und mit dem rechten Fuß zwischen die Hände steigen. Weiter einatmen, Oberkörper und Arme heben, die Handflächen über dem Kopf aneinander legen. Nach oben auf die Daumen sehen.

8 Ausatmen, die Arme auf den Boden senken, den rechten Fuß nach hinten neben den linken stellen. Stützen Sie den gestreckten Körper mit gestreckten Armen ab. Die Arme beugen und den Körper senken, bis das Kinn fast den Boden berührt. Nach vorne sehen.

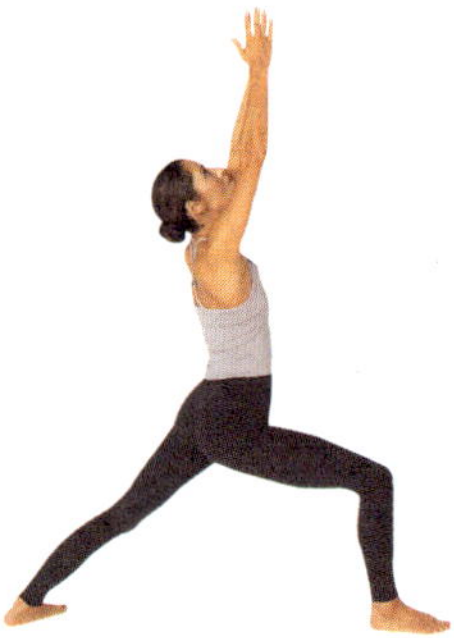

7

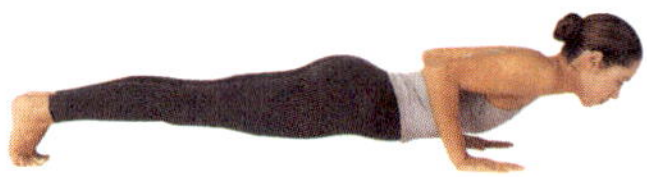

8

9 Einatmen, den Rist auflegen und den Brustkorb nach oben drücken. Arme strecken, Schultern nach unten drücken, Brust und Kopf heben und nach oben sehen.

10 Ausatmen, den Körper mit den Armen nach hinten drücken, die Füße aufstellen, das Gesäß heben, das Rückgrat strecken (Hund-Stellung).

11 Einatmen, den rechten Fuß ca. 45° nach außen drehen, und mit dem linken Fuß zwischen die Hände steigen. Weiter einatmen, Oberkörper und Arme heben, die Handflächen über dem Kopf aneinander legen. Nach oben auf die Daumen sehen. *(Lesen Sie weiter.)*

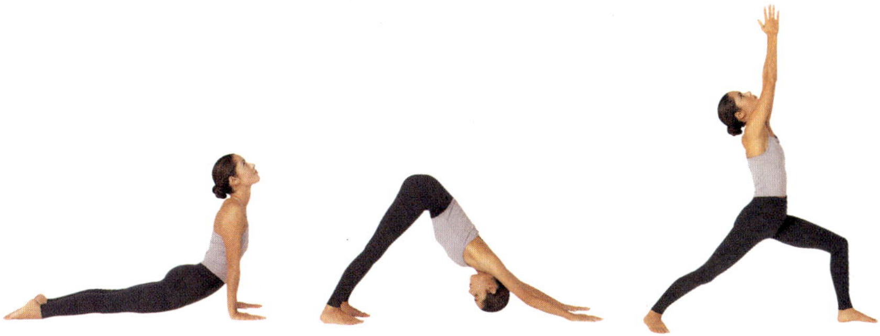

9 10 11

12 Ausatmen, die Arme auf den Boden senken. Den linken Fuß nach hinten neben den rechten stellen, den gestreckten Körper mit gestreckten Armen abstützen. Die Arme beugen und den Körper senken, bis das Kinn fast den Boden berührt. Nach vorne sehen.

13 Einatmen, den Rist auflegen und den Brustkorb nach oben drücken. Arme strecken, Schultern nach unten drücken, Brust und Kopf heben und nach oben sehen.

14 Ausatmen, den Körper mit den Armen nach hinten drücken, die Füße aufstellen, das Gesäß heben, das Rückgrat strecken (Hund-Stellung). Das Kinn an die Brüst drücken und auf den Nabel sehen. Die Stellung fünf Atemzüge halten.

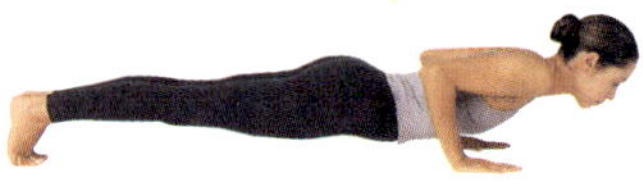

12

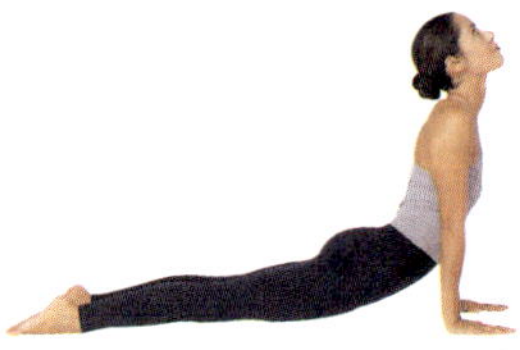

13

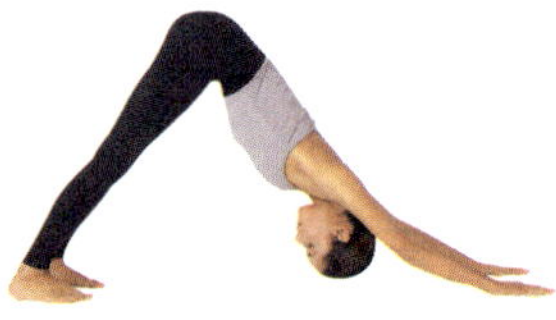

14

15 Einatmen und mit den Füßen zu den Händen springen oder steigen. Die Hände bleiben auf dem Boden. Das Kreuz strecken, den Kopf heben.

16 Ausatmen und aus der Hüfte nach vorne beugen, das Rückgrat entspannen, den Kopf zum Schienbein ziehen.

17 Einatmen, die Knie beugen, Körper und Arme heben und die Handflächen über dem Kopf schließen. Die Daumen ansehen. Ausatmen und in die aufrechte Grundstellung zurückkehren.

Die Sequenz fünfmal wiederholen.

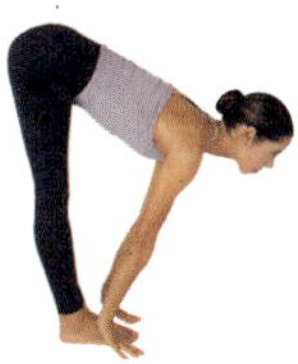

15

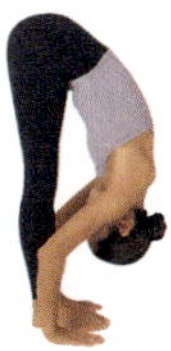

16

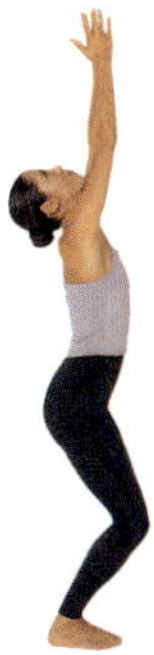

17

Körper und Atem, Wesen und Energie sind eins:
Wenn sich der Körper nicht bewegt,
Kann das Wesen nicht fließen,
Wenn das Wesen nicht fließt, stockt die Energie.

SUN SSU-MO, TANG-DYNASTIE, TAOISTISCHER ARZT
(581–681 n. Chr.)

Alle Lebewesen hängen vom Atem ab,
Denn er ist die tragende Kraft des Lebens selbst,
Die bestimmt, wie lange alles Leben währt.
Jene, die den Atem als Geschenk des Herrn ehren,
Werden leben, um ihren Lebenskreis zu erfüllen.

TAITTIRIYA UPANISHAD
(7. Jahrhundert v. Chr.)

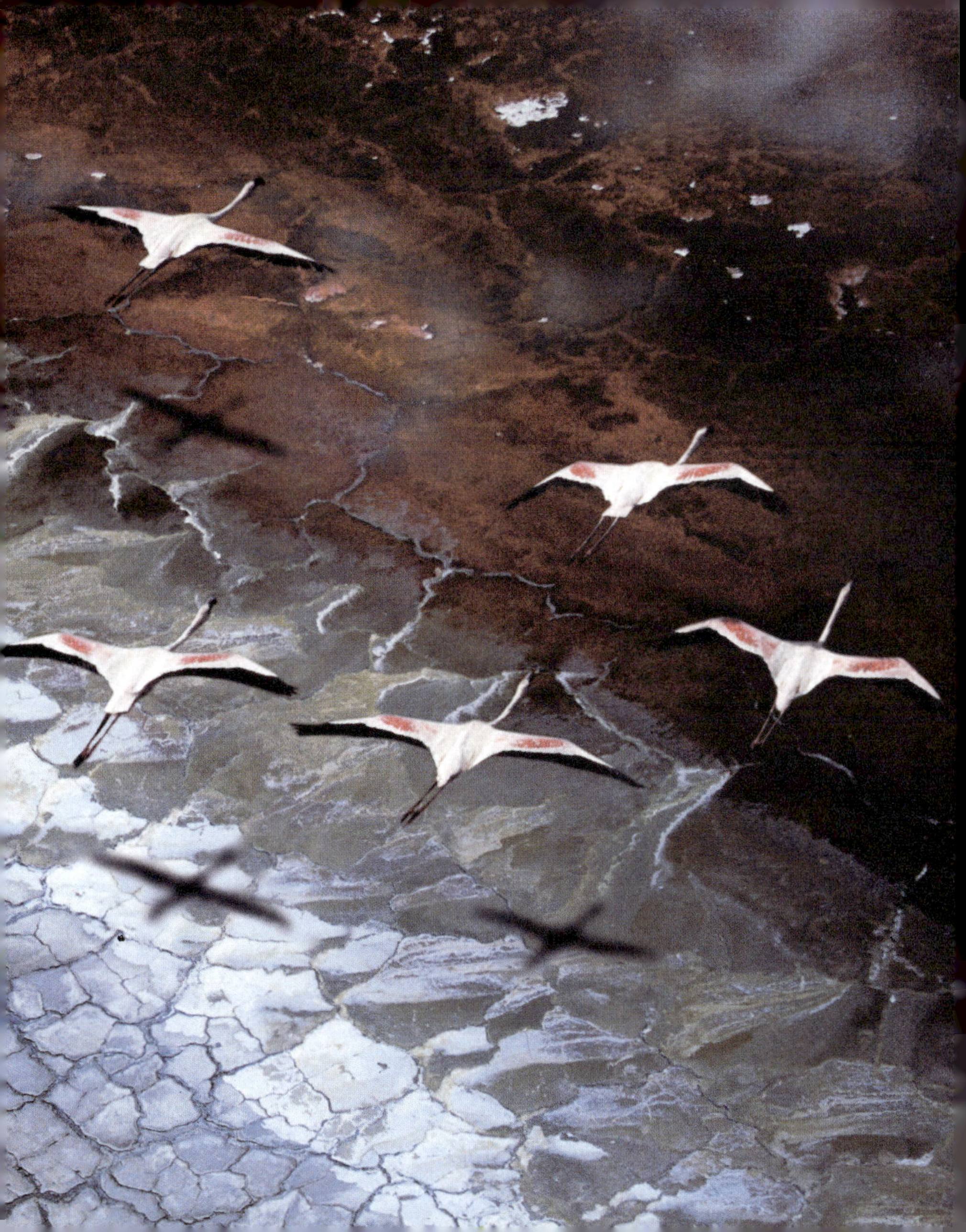

Kapitel 3

Die Stehende Sequenz

Am Ende der Sonnengrüße wird sich Ihr Körper warm anfühlen, möglicherweise sind sie ins Schwitzen geraten. Das ist der ideale Zustand, um die stehenden Haltungen in Angriff zu nehmen. Sie sollen auf einem fortgeschrittenen Level den Körper weiten, die Gelenke lockern und die Muskeln dehnen.

Die stehenden Haltungen fördern die Entwicklung von Stärke und Gleichgewicht im ganzen Körper. Richten Sie bei diesen Haltungen Ihr besonderes Augenmerk auf Ihre Füße. Sie sind Ihr Fundament und verbinden Sie mit dem Erdboden. Arbeiten Sie daran, Ihre Fußsohlen soweit wie möglich auszubreiten und Ihre Zehen zu spreizen – so verbessert sich Ihre Balance und Sie können mehr Kraft in Ihren Haltungen legen. Wenn Sie aus dem Gleichgewicht kommen, kontrollieren Sie die Stellung Ihrer Füße und korrigieren Sie diese notfalls.

Jede Haltung der Stehenden Sequenz beginnt in *Samasthiti*, der aufrechten Grundstellung (s. S. 38). Wenn Sie die Haltungen zum ersten Mal ausführen, erarbeiten Sie vor allem jene Bewegungen, die Sie in die Haltung hinein und wieder herausführen. Wenn Ihnen die Sequenz vertraut ist, verbinden Sie die Bewegungen mit *Ujjayi*-Atmung, wobei der Atemrhythmus die Bewegungswechsel steuert. Nach und nach erarbeiten Sie sich dann *Bandhas* und *Drishtis*. Haben Sie Geduld mit sich.

GROSSE-ZEHEN-STELLUNG
Padangusthasana

1 Aus der aufrechten Grundstellung einatmen und die Beine hüftweit spreizen. Ausatmen, die Hände in die Hüften stemmen und die Schultern entspannen.

2 Einatmen und nach oben sehen, Brust heben und weiten, Bauch einziehen. Beim Ausatmen die Hüfte nach vorne beugen, Arme senken und die großen Zehen mit Zeige- und Mittelfinger festhalten (bzw. Knöchel oder Schienbein umfassen). Einatmen und Rückgrat ganz durchstrecken. Zehen festhalten und nach oben sehen.

3 Beim Ausatmen ziehen Sie Ihren Oberkörper gegen die Beine, die Ellbogen werden nach außen gebeugt. Sehen Sie auf Ihre Nasenspitze und halten Sie die Position fünf Atemzüge lang. Sie kommen aus der Stellung, indem Sie einatmen und sich zu Position 1 aufrichten. Ausatmen und in die Grundstellung springen.

Diese Haltung streckt Rücken und Rückseite der Beine, massiert Leber, Milz und Nieren und lässt Bauchspeck schwinden.

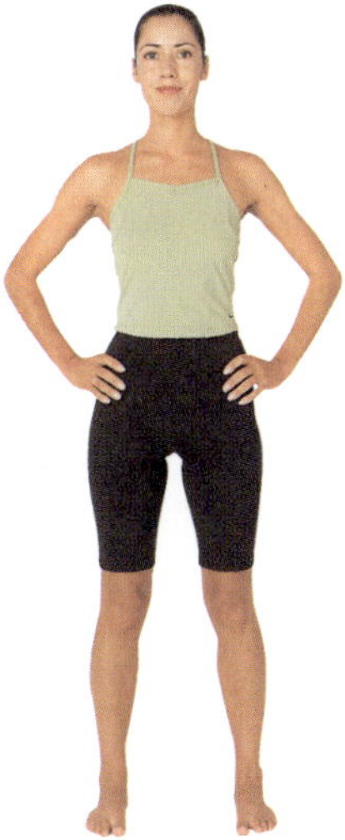

1

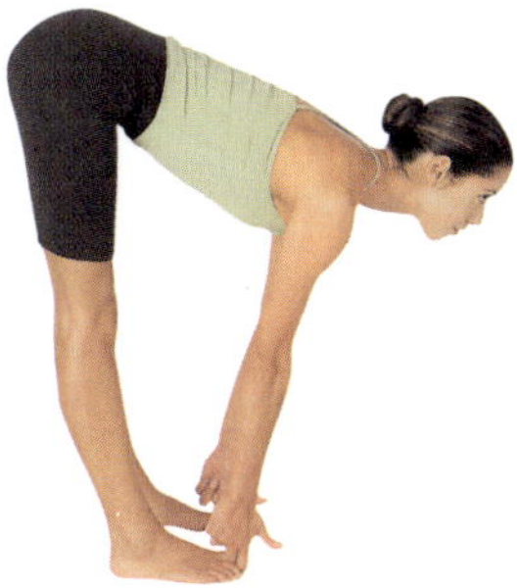

2

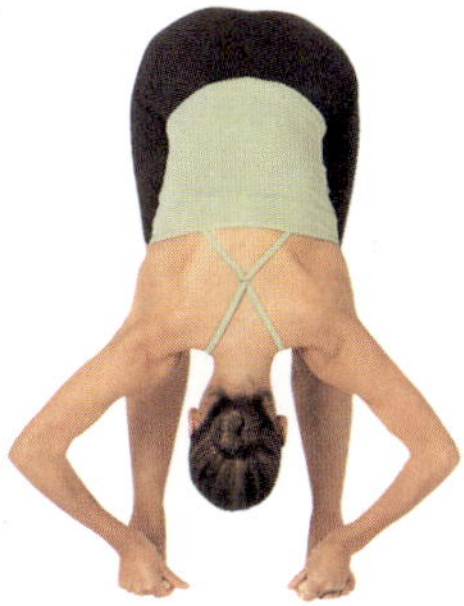

3

GESTRECKTES DREIECK
Utthita Trikonasana

1 Aus der aufrechten Grundstellung einatmen und weit nach rechts steigen. Strecken Sie die Arme horizontal zur Seite, Handflächen nach unten, die Füße befinden sich genau unterhalb der Ellbogen. Beim Ausatmen den rechten Fuß 90° nach außen, den linken 45° nach innen drehen.

2 Einatmen, den Brustkorb weiten, den Nacken strecken. Ausatmen und seitlich über die rechte Hüfte beugen, mit Zeige- und Mittelfinger die rechte große Zehe halten. Über den linken Arm strecken, Brust und Schultern öffnen, den Kopf drehen und nach oben sehen. Halten Sie die Position fünf Atemzüge lang. Einatmen, in Position 1 aufrichten und die Haltung zur anderen Seite wiederholen. Einatmen und mit gestreckten Armen aufrichten. Ausatmen und in die Grundstellung gehen.

Diese Haltung streckt und kräftigt Beine, Hüften und Rückenmuskeln, tut der Verdauung gut und hilft bei Atembeschwerden.

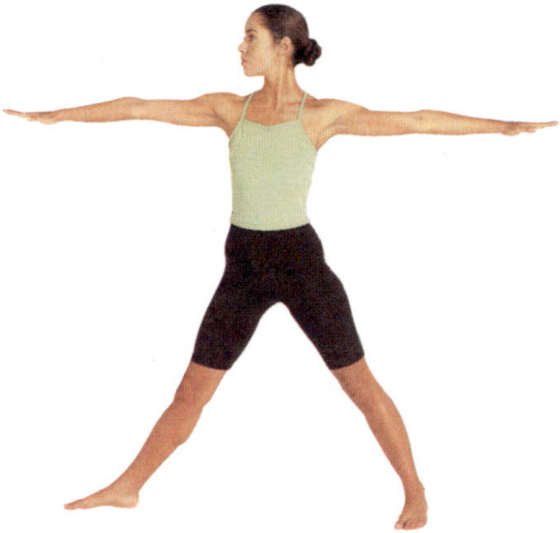

1

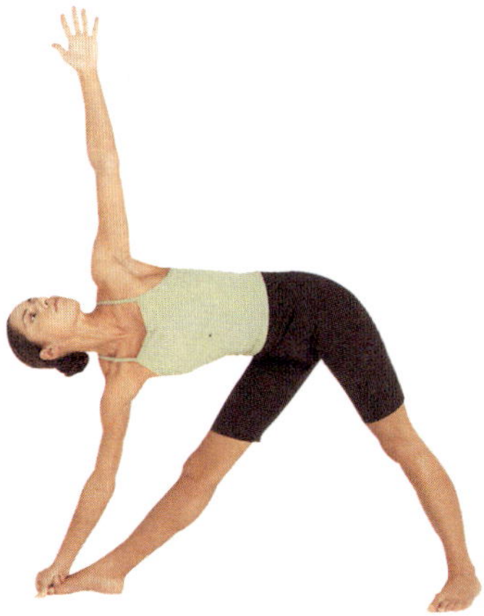

2

INTENSIVE SEITLICHE WINKELSTRECKUNG
Utthita Parsvakonasana

1 Aus der Grundstellung einatmen und weit nach rechts steigen. Strecken Sie die Arme horizontal zur Seite, Handflächen nach unten, die Füße befinden sich genau unterhalb der Ellbogen. Beim Ausatmen den rechten Fuß 90° nach außen, den linken 45° nach innen drehen.

2 Einatmen, Brustkorb und Schultern weiten. Ausatmen und das Knie beugen. Ober- und Unterschenkel bilden so einen rechten Winkel. Die rechte Handfläche hinter dem rechten Fuß gegen den Boden und das rechte Knie gegen die Achsel drücken. Den linken Arm neigen, bis er mit dem Bein eine gerade Linie bildet, den Körper in dieser Achse strecken. Fünf Atemzüge halten, dabei die linke Hand fixieren. Einatmen und über Position 1 zur anderen Seite wiederholen. Einatmen und aufrichten, beim Ausatmen in die Grundstellung gehen.

Diese Haltung weitet den Brustkorb, stärkt Arme, Rücken, Beine und Hüften und stimuliert Atmung und Verdauung.

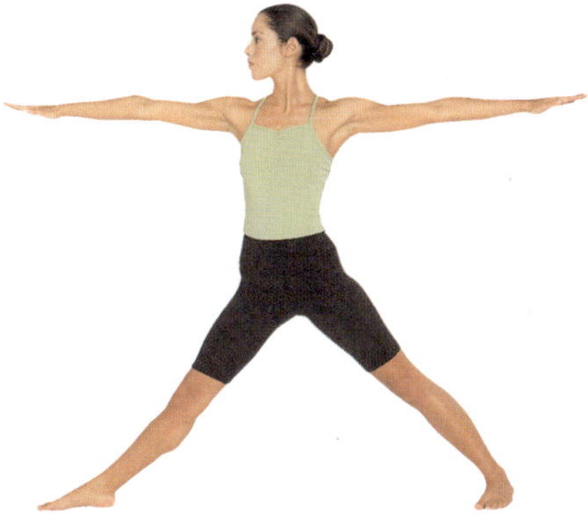

1

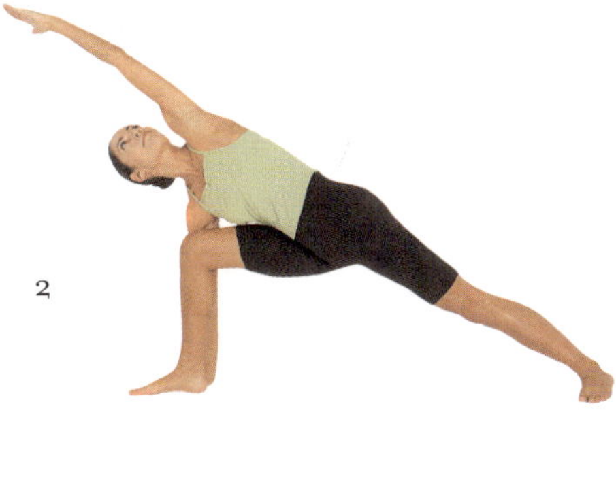

2

GEGRÄTSCHTE INTENSIVE BEINSTRECKUNG
Prasarita Padottanasana

1 Aus der aufrechten Grundstellung einatmen und weit nach rechts steigen. Die Arme horizontal zur Seite strecken, Handflächen nach unten. Die Füße sind parallel und befinden sich genau unterhalb der Ellbogen.

2 Ausatmen und die Hände an die Hüften legen.

3 Einatmen, und nach oben sehen. Ausatmen, vorbeugen und die Hände auf den Boden drücken, Ellbogen nach hinten. Einatmen, Rückgrat und Arme strecken, nach oben sehen.

4 Ausatmen, Oberkörper und Kopf senken, Arme beugen. Fünf Atemzüge halten, dabei die Nasenspitze fixieren. Einatmen, Arme strecken und nach oben sehen. Ausatmen und die Hände an die Hüften legen. Einatmen und zu Position 2 aufrichten, Ausatmen, in die Grundstellung gehen.

Diese Haltung streckt die inneren Beinmuskeln, stimuliert die Organe im Unterbauch und begünstigt die Blutzirkulation im Gehirn.

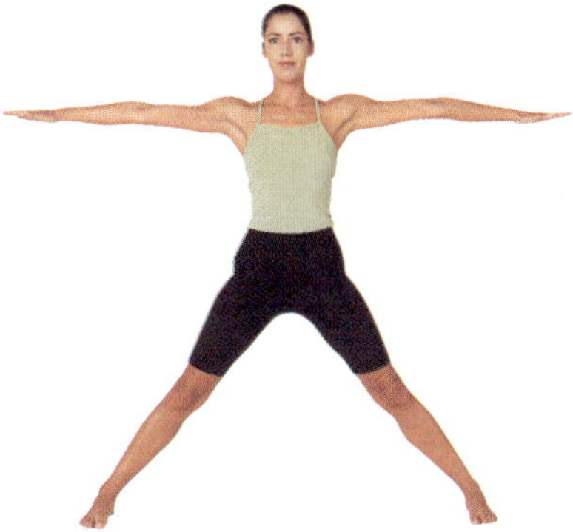

1

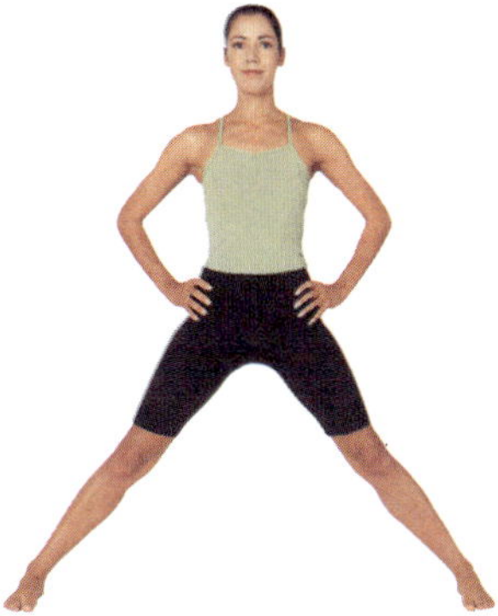

2

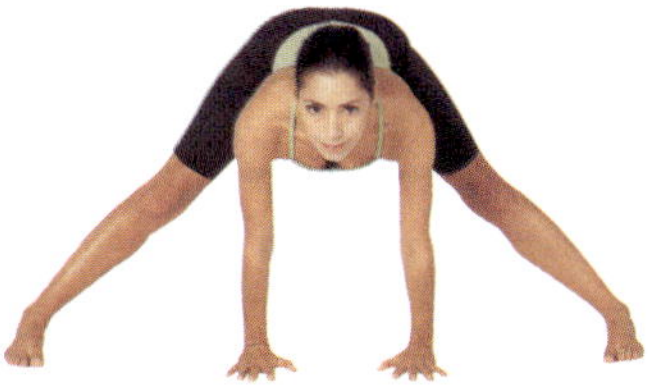

3

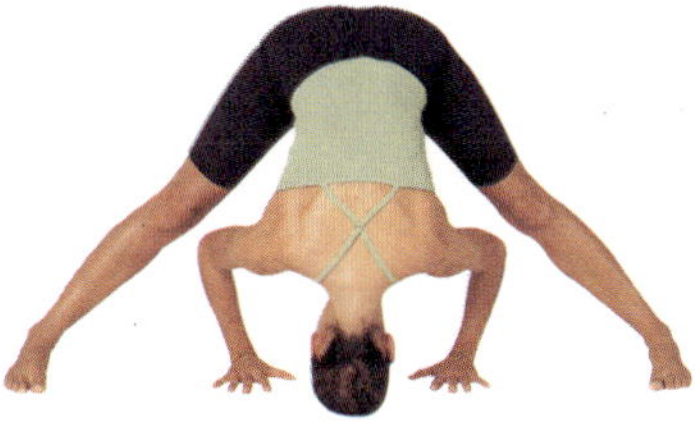

4

SEITLICHE INTENSIVE BEINSTRECKUNG
Parsvottanasana

1 Aus der Grundstellung einatmen und nach rechts steigen. Die Arme horizontal zur Seite strecken, Handflächen nach unten, Füße unterhalb der Ellbogen. Beim Ausatmen den rechten Fuß 90° nach außen, den linken 45° nach innen drehen. Den Körper im rechten Winkel nach rechts wenden und die Handflächen hinter dem Rücken aneinanderlegen. Einatmen, die Handflächen zusammendrücken, das Kreuz biegen, den Brustkorb weiten und nach oben sehen.

2 Ausatmen und mit vorgestrecktem Kinn zum Schienbein beugen (wenn nötig Knie abwinkeln). Fünf Atemzüge halten, dabei die rechte große Zehe fixieren. Einatmen und über Position 1 zur anderen Seite wiederholen. Einatmen, aufrichten und die Füße parallel stellen, beim Ausatmen zurück in die Grundstellung.

Die Haltung macht die Hüften geschmeidig, gibt Balance, stärkt den Bauch und reinigt Verdauungs- und Atemwege.

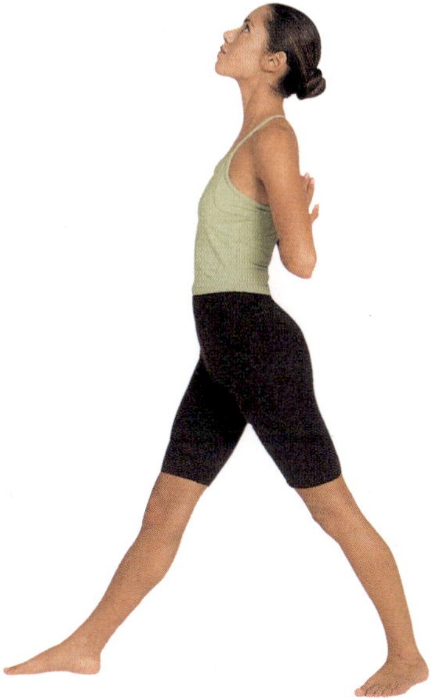

1

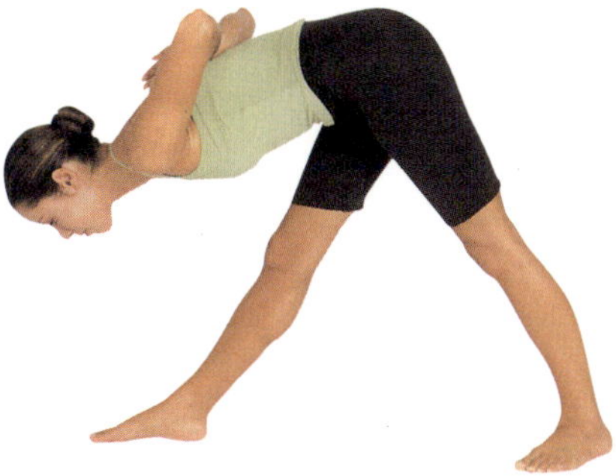

2

AUFRECHTE EINBEINSTRECKUNG
Utthita Hasta Padangusthasana

1 Aus der aufrechten Grundstellung das rechte Bein heben und mit Zeige- und Mittelfinger die große Zehe fassen und festhalten. Die linke Hand in der Hüfte abstützen.

2 Ausatmen und das rechte Bein so weit wie möglich nach vorne strecken, Zehe nicht loslassen. Die große Zehe oder einen Punkt gerade vor Ihnen fixieren, um die Balance zu halten. Die Position fünf Atemzüge lang halten.

3 Einatmen und dabei den Brustkorb heben und weiten. Ausatmen und das rechte Bein zur Seite führen. Drehen Sie den Kopf über die linke Schulter und fixieren Sie einen Punkt ganz weit links. Die Position fünf Atemzüge halten. Einatmen und in Position 2 zurückdrehen, ausatmen und in die Grundstellung gehen. Die Übung zur anderen Seite wiederholen.

Diese Haltung macht die Hüfte geschmeidig, stärkt die Beimuskeln und stimuliert Nieren und Verdauungsapparat.

AUFRECHTE EINBEINSTRECKUNG

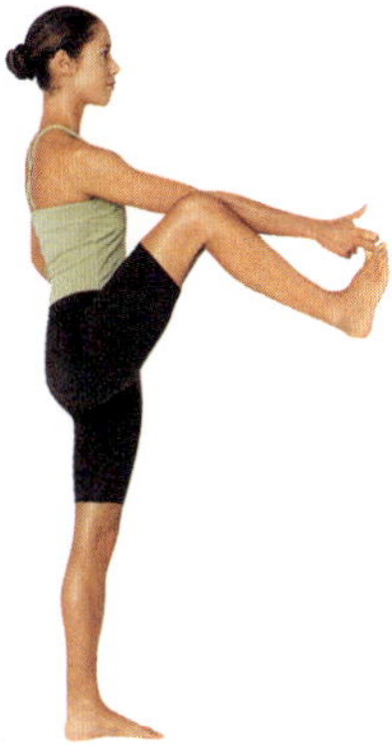

1

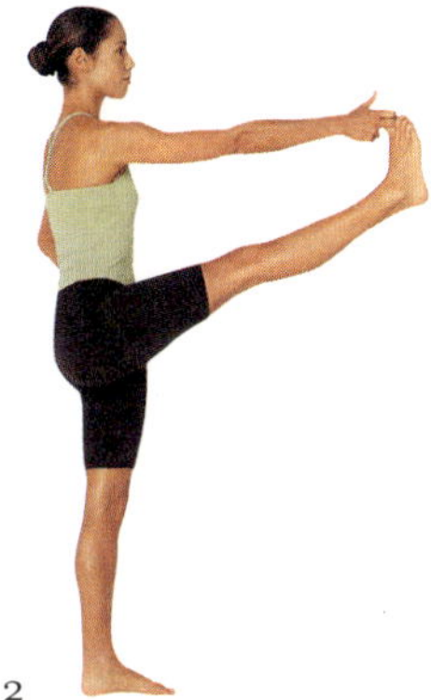

2

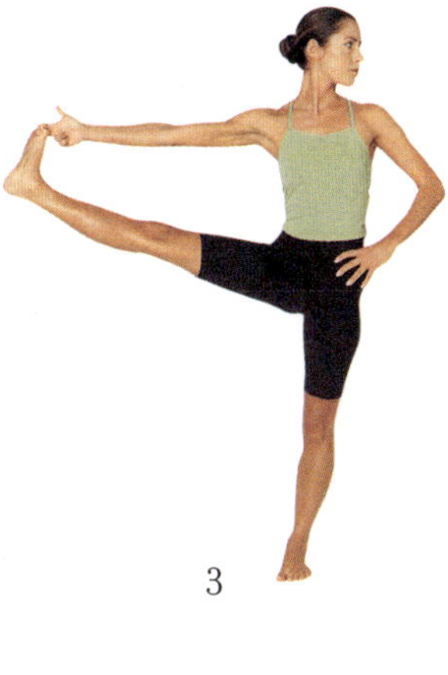

3

DER BAUM
Vrikshasana

1 Aus der Grundstellung einatmen und das Gewicht auf den linken Fuß verlagern. Den rechten Fuß heben und den Knöchel mit der rechten Hand umfassen, das linke Bein bleibt gestreckt. Ausatmen, die rechte Fußsohle weit oben an die Innenseite des linken Oberschenkels legen. Sohle und Oberschenkel aneinanderpressen und das Knie soweit wie möglich nach hinten ziehen. Einen Punkt weit vorne fixieren, um die Balance zu halten.

2 Einatmen, den Brustkorb heben, die Schultern nach unten drücken und das Rückgrat strecken. Ausatmen und die Hände vor der Brust falten. Fixieren Sie Ihre Nasenspitze oder einen Punkt vor sich. Die Position fünf Atemzüge halten. Einatmen und die Fußsohle vom Oberschenkel heben, ausatmen und in die Grundstellung gehen. Die Übung auf der linken Seite wiederholen.

Diese Haltung stärkt Füße und Knöchel, macht Hüfte und Knie geschmeidig und verbessert Balance und Konzentration.

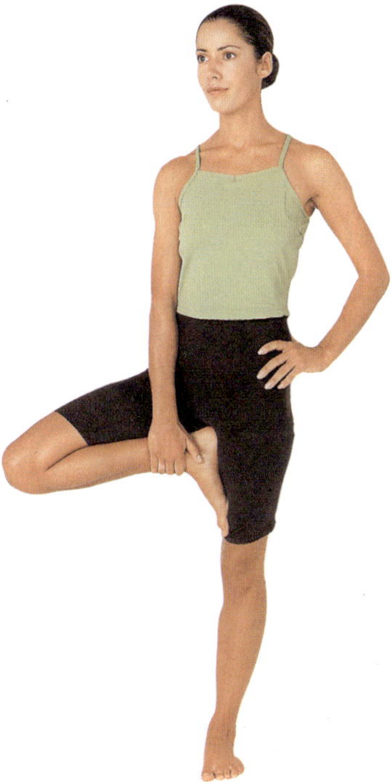

1

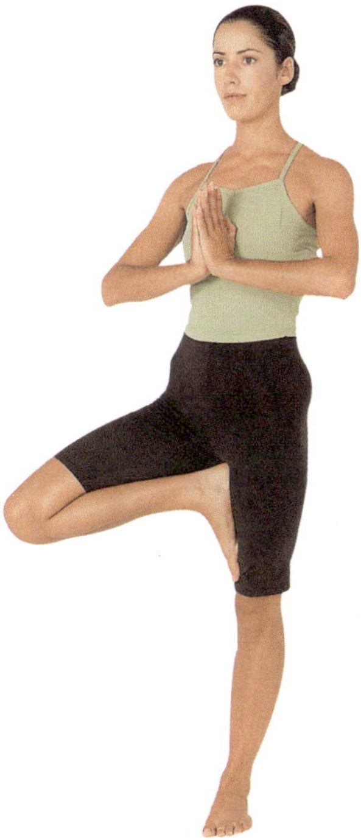

2

POSE DES MÄCHTIGEN HELDEN
Virabhadrasana

Die Pose des mächtigen Helden oder Kriegerstellung ist die letzte der stehenden Haltungen und schafft einen fließenden Übergang zu den sitzenden Stellungen. Sie erhöht Stärke, Spannkraft und Ausdauer des ganzen Körpers, weitet den Brustkorb, streckt die inneren Beinmuskeln und strafft Bauch und Gesäß.

1 Aus der stehenden Grundstellung üben Sie Position 1 bis 6 des Sonnengrußes A (s. S. 38–41). Halten Sie Position 6 (Hund-Stellung) für einen volle Atemzug.

1

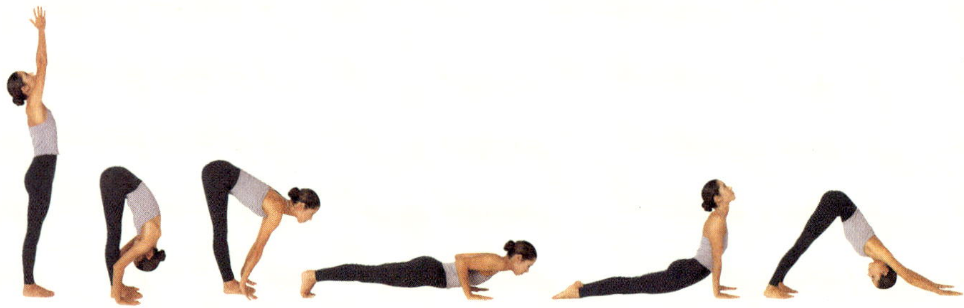

2 Einatmen und mit gebeugten Knien zu den Händen springen. Ziehen Sie das Gesäß nach unten und richten Sie sich zu einer halb sitzenden Stellung auf, die Füße geschlossen, die Knie gebeugt. Heben Sie die Arme und legen Sie die Handflächen über dem Kopf aneinander. Die Daumen fixieren, die Position fünf Atemzüge halten.

(Lesen Sie weiter.)

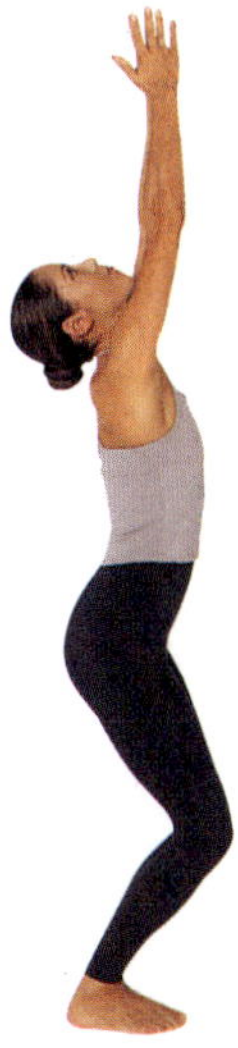

2

3 Einatmen, Beine strecken und Arme nach oben ziehen zu Position 1 des Sonnengrußes A. Schritt 1 bis 6 des Sonnengrußes ausführen und einen Atemzug lang in Position 6 (Hund) verharren.

4 Einatmen, den linken Fuß 45° nach außen drehen und mit dem rechten Fuß zu den Händen steigen. Weiter einatmen und das rechte Knie rechtwinkelig abbiegen, eveltuell Fußstellung korrigieren. Gleichzeitig Arme und Oberkörper heben und die Handflächen über dem Kopf aneinanderlegen. Das hintere Bein soll gestreckt sein, der Fuß mit der ganzen Sohle auf dem Boden stehen. Daumen fixieren, die Position fünf Atemzüge halten.

3

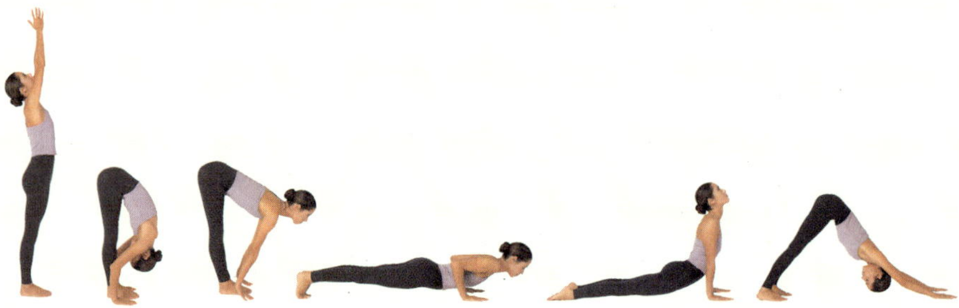

5 Einatmen, die Arme über dem Kopf halten, das rechte Bein strecken, den linken Fuß nach außen drehen. Den Körper wenden, sodass Sie in die entgegengesetzte Richtung schauen. Ausatmen und das linke Knie rechtwinkelig abbiegen. Fußstellung korrigieren, sodass das hintere Bein durchgestreckt ist und die Fußsohle zur Gänze flach aufliegt. Sehen Sie hinauf zu den Daumen und halten Sie die Position fünf Atemzüge.

(Lesen Sie weiter.)

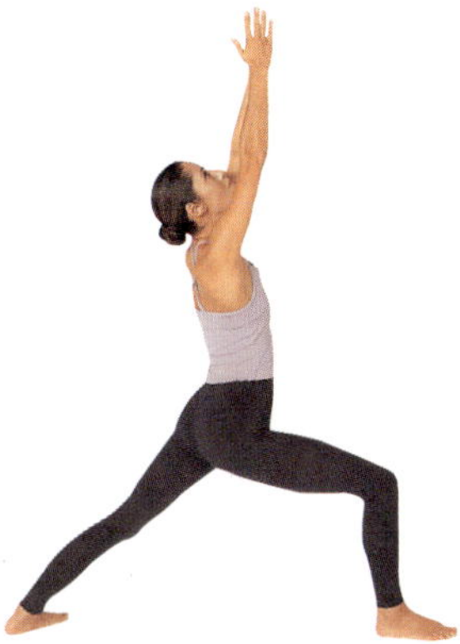

4

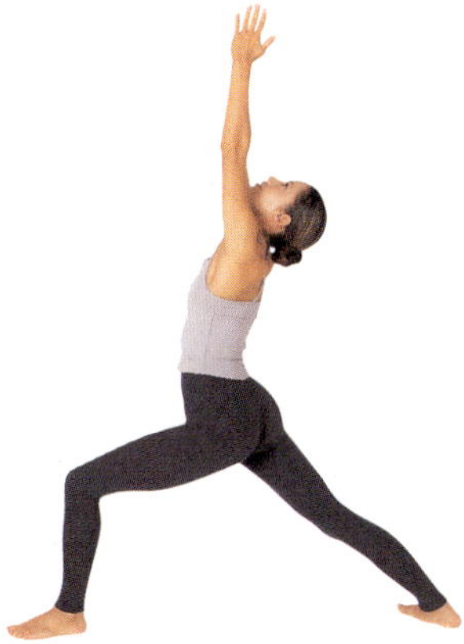

5

6 Ausatmen und die Arme in die Horizontale über die Beine senken, Handflächen nach unten. Strecken Sie sich weit gegen die Finger, Brustkorb öffnen und Schultern weiten. Fixieren Sie den Mittelfinger der linken Hand und halten Sie die Position fünf Atemzüge.

7 Einatmen, das linke Knie strecken, den rechten Fuß nach außen und den linken nach innen drehen. Die Arme bleiben horizontal. Drehen Sie den Körper und sehen Sie in die andere Richtung. Ausatmen und das rechte Knie rechtwinkelig beugen. Das hintere Bein

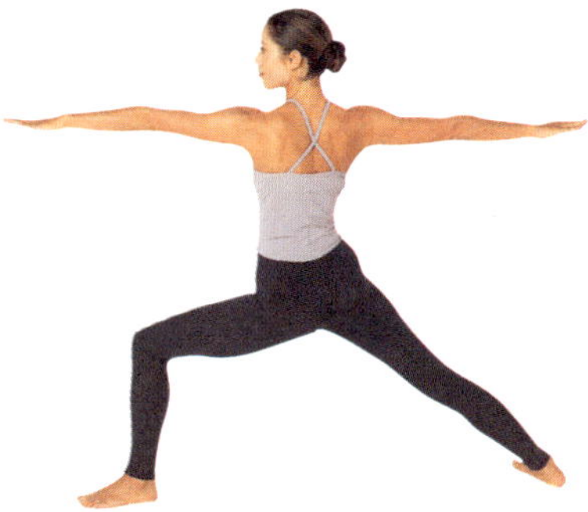

6

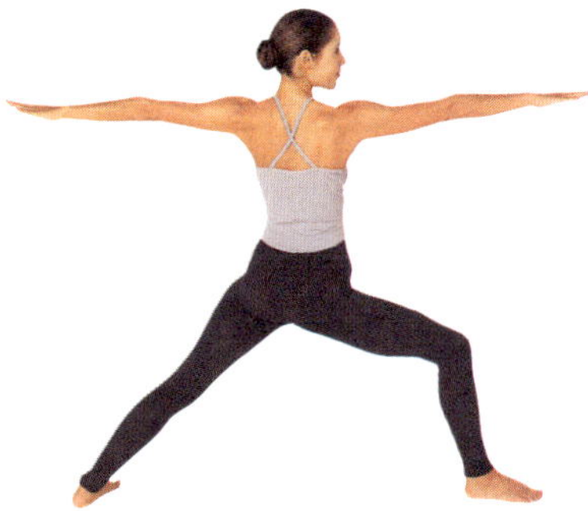

7

durchstrecken, die Fußsohle liegt zur Gänze flach auf, wenn nötig Fußstellung korrigieren. Fixieren Sie die Daumen und halten Sie die Position fünf Atemzüge.

8 Einatmen, den rechten Fuß nach vorne zum linken führen. Ausatmen, die Arme beiderseits des rechten Fußes auf den Boden legen, zurück steigen in einen gehobenen Liegestütz und den Oberkörper senken auf Position 4 des Sonnengrußes A. Führen Sie Position 4 bis 9 des ersten Sonnengrußes aus, wobei Sie Position 6 (Hund) einen vollen Atemzug halten.

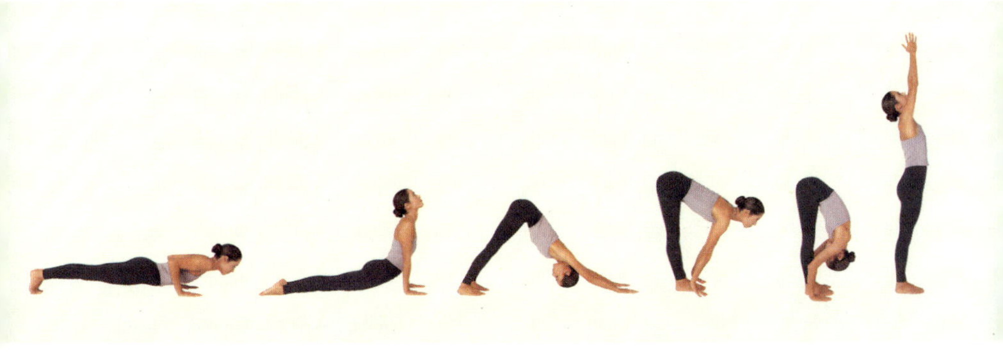

8

Abseits des Geplappers der Sinne,
Des rastlosen Umherstreifens des Geistes
Gibt es einen ruhigen Quell der Stille.
Die Weisen nennen diese Stille
die höchste Form des Seins.
Es ist der Ort, wo wir eins mit uns Selbst sind.
Um uns nie mehr zu verlassen.

KATHA UPANISHAD (5. Jahrhundert v. Chr.)

Seine Wurzeln liegen in den Welten über uns
Und seine Zweige ragen auf die Erde darunter.
Es ist der Baum aller Ewigkeit.
Sein reinster Stamm ist Brahman -
der Unsterbliche Lebensspender
Den niemand erklettern kann.

KATHA UPANISHAD (5. Jahrhundert v. Chr.)

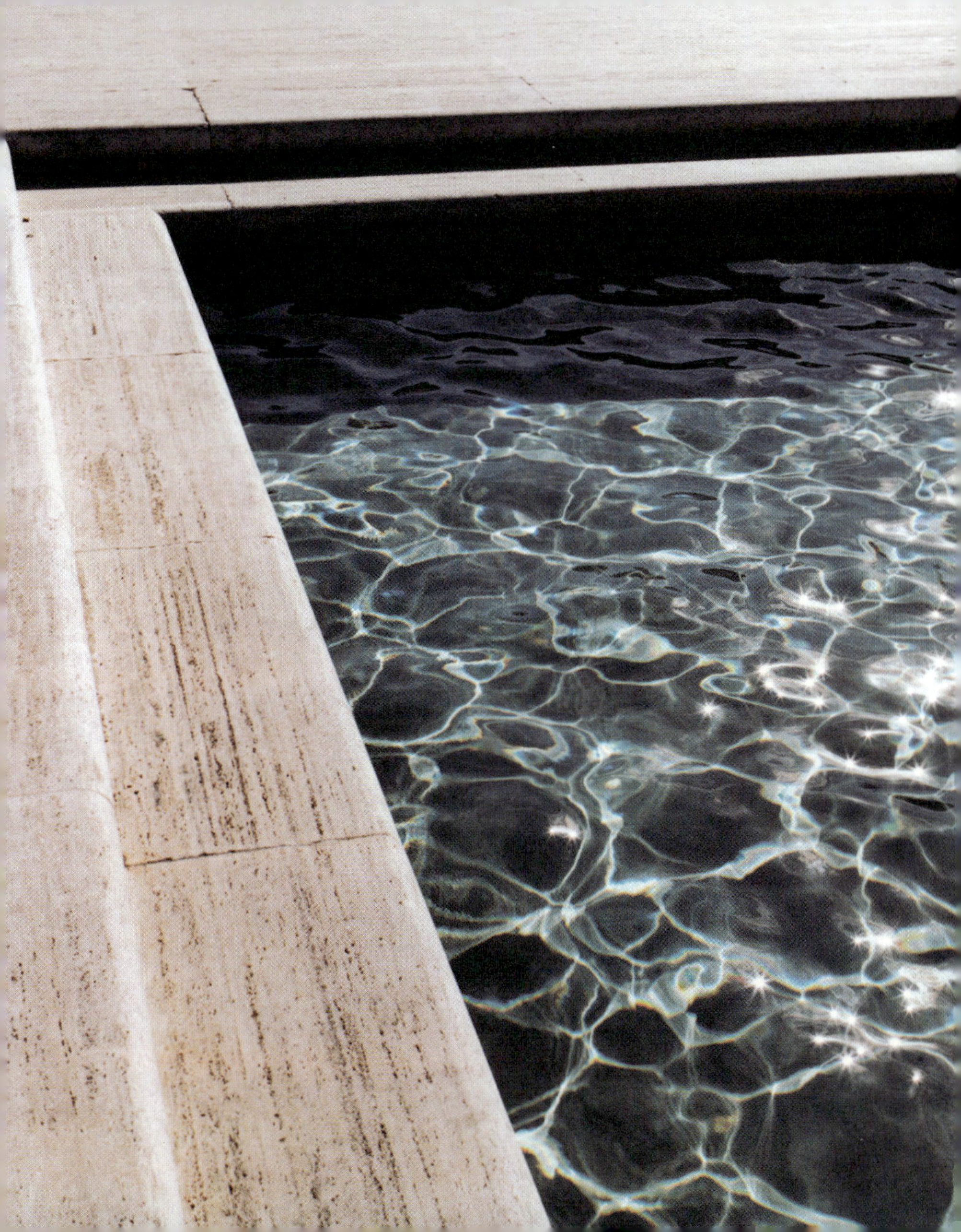

Kapitel 4

Die Boden-Sequenz

Die Boden-Sequenz der „Primary" setzt den Prozess fort, der in der Stehenden Sequenz begann. Wir finden eine neue Beziehung zu unserer Basis, da der Bodenkontakt nicht mehr über die Füße, sondern in erster Linie über Po und Hände hergestellt wird, die für eine breitere Auflage sorgen. Der Schwerpunkt liegt tiefer . Daraus ergibt sich ein erhöhtes Gefühl der Stabilität, das es uns erlaubt, uns ganz auf die Atmung zu konzentrieren und unsere Aufmerksamkeit nach innen zu richten. Boden-Stellungen bringen uns in engeren Kontakt mit dem Wurzel-*Chakra* (s. S. 16–19), unsere Gefühle kommen zur Ruhe.

Einige Übungen dieses Kapitel sind Vorwärtsbeugen. Dadurch wird das Rückgrat gestreckt, die Flexibilität der

Wirbel erhöht, die Kniesehnen werden gedehnt und verlängert. Zum Ausgleich enthält die Sequenz auch offenere Haltungen, in denen das Rückgrat nach innen gedrückt wird.

Zwischen jeder Stellung wird ein halbes *Vinyasa* (s. S. 76–77) ausgeführt: Das Kapitel zeigt eine modifizierte Variante, die für Anfänger geeignet ist. Halbe *Vinyasas* verbinden nicht nur die Haltungen. Sie halten auch die innere Hitze aufrecht, die wir in den Übungen zuvor erzeugt haben, und bringen den Körper zwischen den Haltungen wieder ins Gleichgewicht. Außerdem werden Oberkörper und Bauchmuskeln gekräftigt, sodass sie uns besser stützen.

DAS HALBE VINYASA

1 Wir beginnen in der sitzenden Grundstellung, Beine nach vorne gestreckt, Handflächen etwas hinter der Hüfte flach auf dem Boden. Einatmen, Beine kreuzen und die Füße so weit wie möglich an den Körper ziehen. Die Handflächen vor den Beinen auf den Boden legen, etwa schulterweit spreitzen, Fingerspitzen nach vorne.

2 Stützen Sie sich auf die Hände und heben Sie das Gesäß vom Boden, indem Sie sich über die Knöchel abrollen.

3 Während des Ausatmens die Aufwärtsbewegung beibehalten. Verlagern Sie das Gewicht nach vorne, springen Sie zurück in den gehobenen Liegestütz und senken Sie den Körper bis das Kinn fast den Boden berührt.

4 Einatmen, den Rist auflegen, die Arme strecken und den Oberkörper hoch drücken. Nach oben sehen.

5 Beim Ausatmen drücken Sie sich mit den Armen in die Hund-Stellung. Die Position eine Atemphase halten, beim Einatmen in Position 2 gehen: Springen Sie nach vorne und kreuzen Sie die Knöchel beim Landen. Ausatmen und die Beine für die nächste Stellung strecken.

1

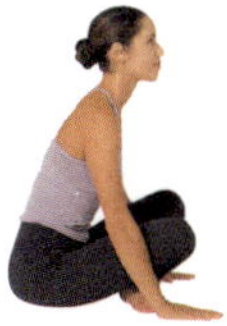

2

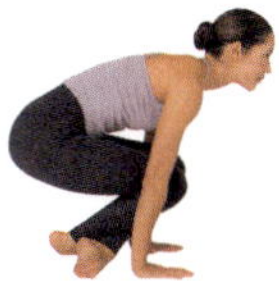

3

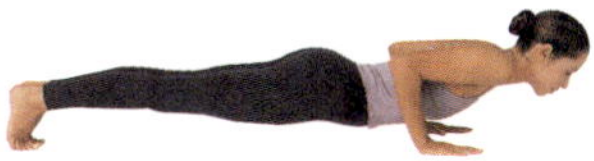

4

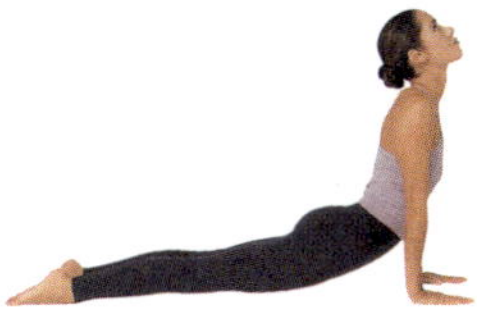

5

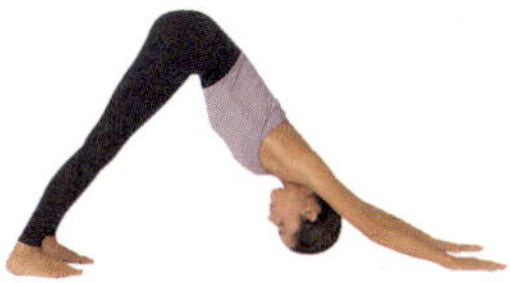

DER STAB / SITZENDE VORWÄRTSBEUGE

Dandasana / Paschimottanasana

1 Beginnen Sie in der sitzenden Grundstellung, Beine gestreckt, Handflächen etwas hinter der Hüfte flach auf dem Boden, Finger nach vorne. Einatmen und den Brustkorb heben. Die Schultern nach hinten drücken. Ausatmen, Kinn senken, Knöchel aufstellen. Zehen oder Nasenspitze fixieren, fünf Atemzüge halten.

2 Einatmen, das Kinn heben, das Rückgrat strecken und den Bauch einziehen. Ausatmen, nach vor beugen und die großen Zehen mit Zeige- und Mittelfinger fassen. Einatmen, das Rückgrat strecken und nach oben sehen.

3 Ausatmen, Oberkörper mit den Armen nach vorne ziehen. Die Ellbogen zur Seite biegen, Kinn zum Schienbein. Die Zehen ansehen und die Position fünf Atemzüge halten. Einatmen, in Position 1 gehen, Ausatmen und ein halbes *Vinyasa* ausführen.

Diese Haltung streckt Rückgrat und Kniesehnen, massiert die inneren Organe und stärkt das Herz.

1
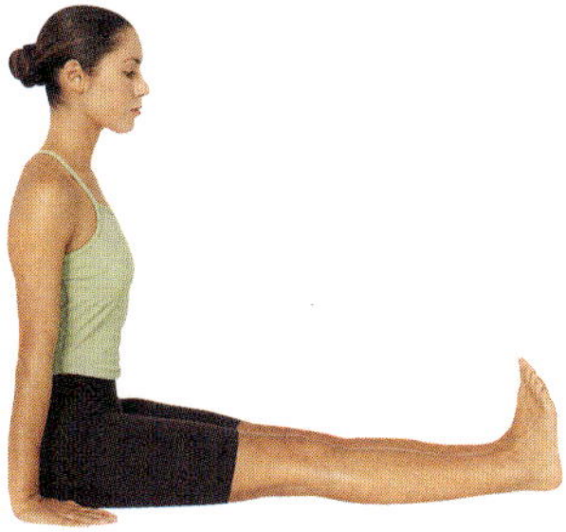

2
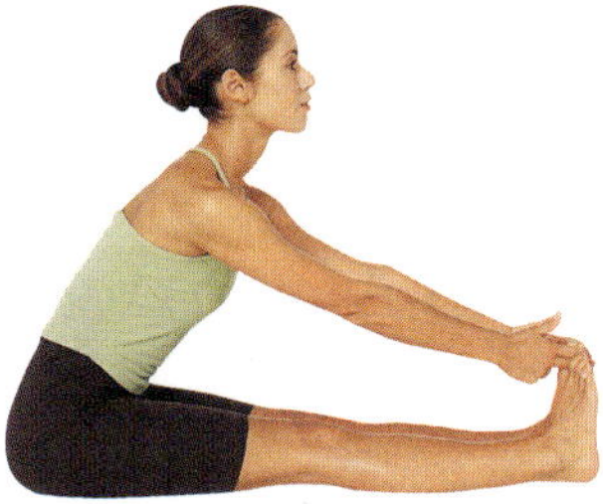

3
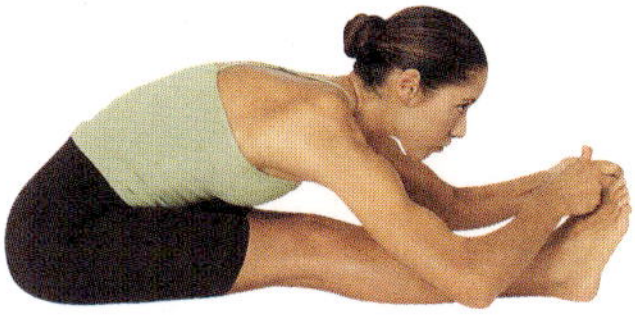

SCHIEFE EBENE
Purvotthasana

1 Aus der sitzenden Grundstellung einatmen, die Handflächen gegen den Boden drücken, den Brustkorb heben. Ausatmen und die Hände etwa 20–30 cm hinter den Hüften aufstützen, etwa schulterweit gespreizt, Fingerspitzen nach vorne.

2 Einatmen und mit geschlossenen Beinen das Gesäß anheben. Den Kopf sanft nach hinten fallen lassen, ohne den Nacken zu verkrampfen. Pressen Sie die Fußsohlen an den Boden, damit die Beine gestreckt bleiben und der Po nach oben gedrückt wird. Mit den Händen fest nach unten drücken, die Schultern nach hinten ziehen, den Brustkorb weiten und heben. Das „Dritte Auge" (s. S. 27) fixieren und die Position fünf Atemzüge halten. Beim Ausatmen das Gesäß auf den Boden bringen und die Arme lockern. Ein halbes *Vinyasa* anschließen.

Die Haltung kräftigt Arme, Schultern und Bauch, weitet den Brustkorb und entspannt die Nerven.

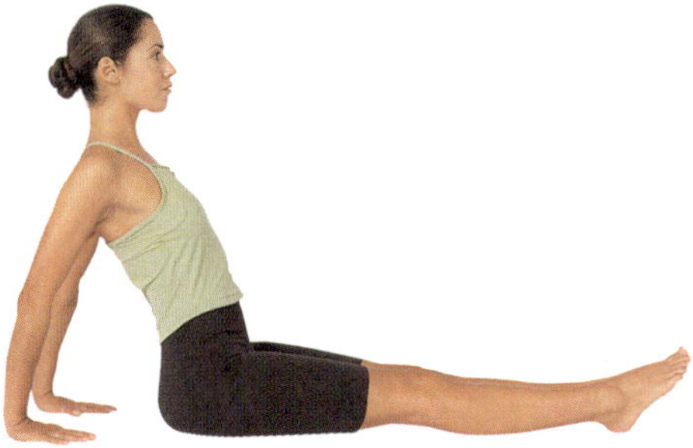

1

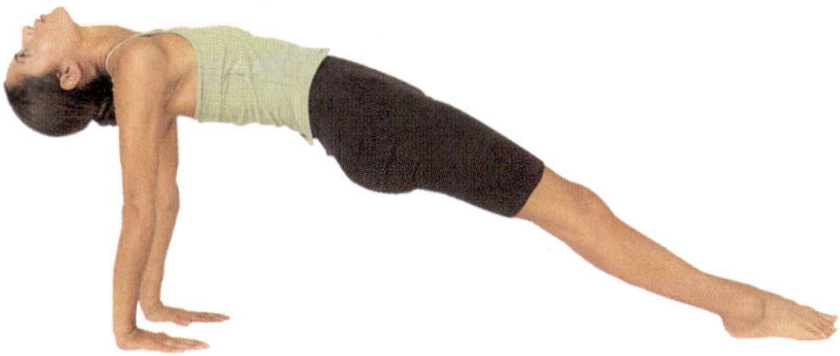

2

KOPF-KNIE-STELLUNG
Janu Sirsasana

1 Aus der sitzenden Grundstellung einatmen, das rechte Bein hochdrücken und beugen, den Knöchel in die linke Handfläche legen. Ausatmen und die Ferse so weit wie möglich nach oben an die Innenseite des linken Oberschenkels legen. Das rechte Knie weist im rechten Winkel nach außen und liegt möglichst nah am Boden.

2 Einatmen, nach vorne über das linke Bein beugen und den Fuß (oder das Schienbein) beidhändig fassen. Das Rückgrat gnach vorne drücken, nach oben sehen.

3 Ausatmen, den Brustkorb gegen das Knie, das Kinn gegen das Schienbein ziehen. Fixieren Sie die linke große Zehe und halten Sie die Position fünf Atemzüge. Sie kommen aus der Stellung, indem Sie einatmen und das Rückgrat strecken, ausatmen und die Beine ausstrecken. Mit gewechselter Beinstellung wiederholen.

Diese Haltung streckt die Beinmuskeln und lockert Kreuz, Hüfte und Knie. Sie stimuliert Blutkreislauf und Harnwege.

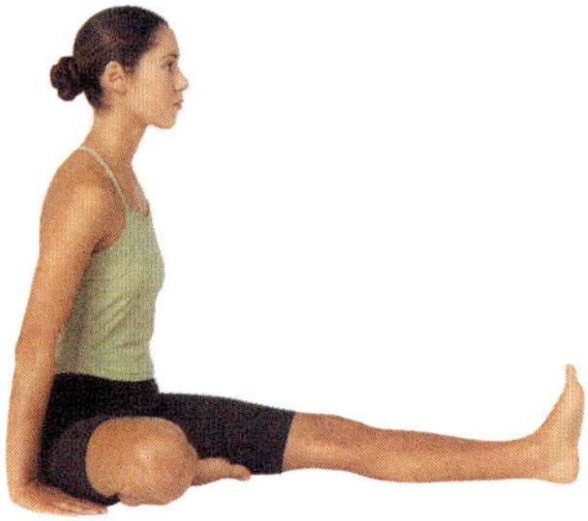

1

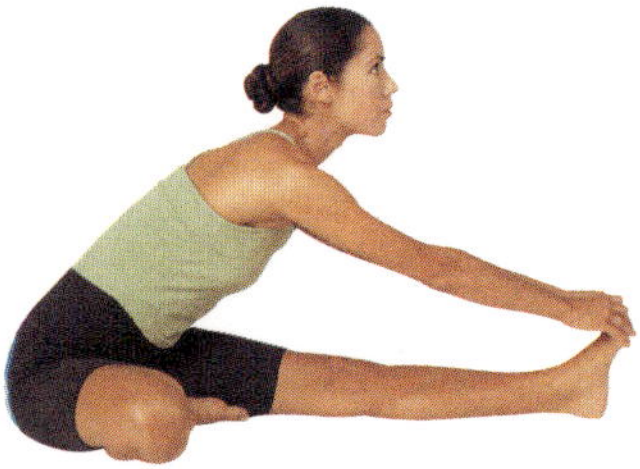

2

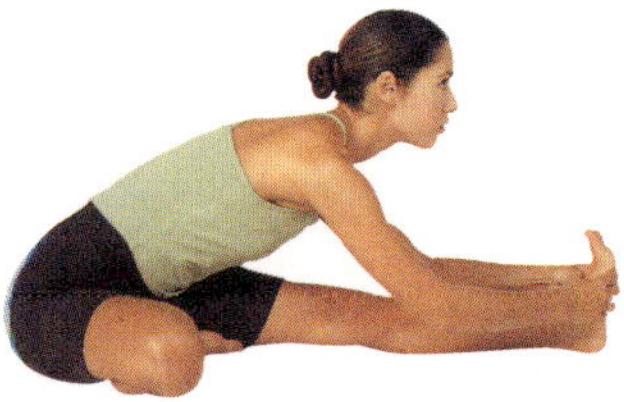

3

SOHN DES BRAHMA-STELLUNG
Marichyasana

1 Aus der sitzenden Grundstellung ausatmen, das rechte Knie anziehen und den Fuß an die Hüfte stellen, Ferse und Gesäß in einer Linie. Die linke Hand neben der linken Hüfte auf den Boden stützen. Einatmen, den rechten Arm über den Kopf heben, den Bauch strecken und nach oben sehen.

2 Ausatmen, nach vorne beugen, den rechten Arm um das rechte Bein nach hinten legen und hinter dem Körper mit der rechten Hand das linke Handgelenk umfassen. Einatmen, das Rückgrat strecken und nach oben sehen.

3 Ausatmen und den Brustkorb zum linken Knie hinunterdrücken. Die Zehen des linken Fußes ansehen und die Position fünf Atemzüge halten. Einatmen, das Rückgrat strecken und nach oben sehen. Beim Ausatmen die Haltung lösen. Nach der anderen Seite wiederholen und ein halbes Vinyasa anschließen.

Diese Haltung entspannt das Kreuz, reinigt die Nieren, reguliert die Verdauung und hilft bei Verstopfung.

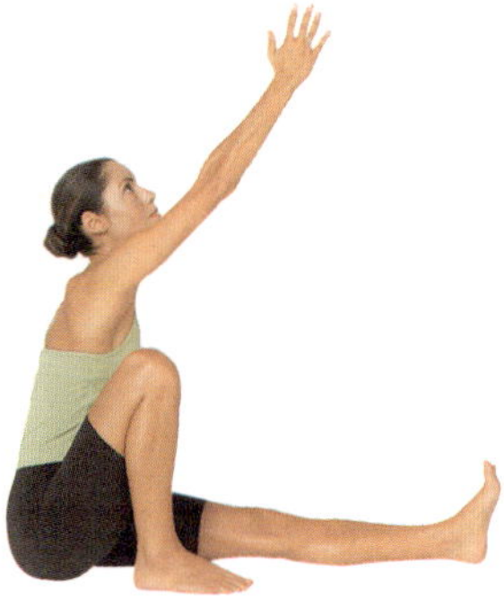

1

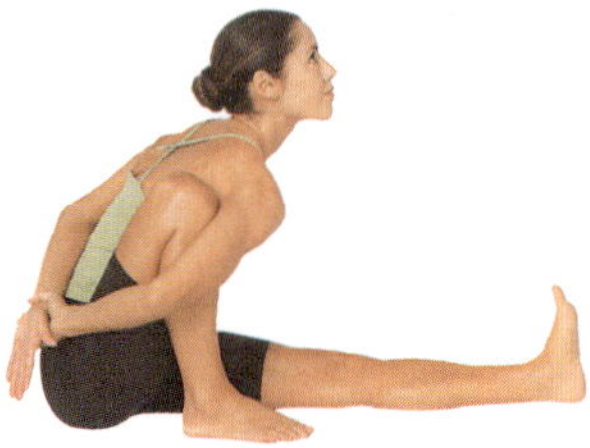

2

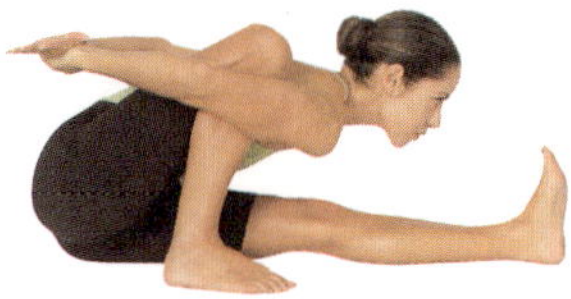

3

DAS BOOT
Navasana

1 Aus der sitzenden Grundstellung einatmen, zurücklehnen und die Beine anheben, die Füße bleiben geschlossen, die Zehen gestreckt (Knie beugen wenn nötig). Die Arme parallel zum Boden ausstrecken, Handflächen nach innen. Gegen die Finger dehnen, den Brustkorb heben, die Schultern nach unten drücken. Die Zehen fixieren und die Position fünf Atemzüge halten.

2 Einatmen und die Hände beiderseits der Hüften auf den Boden drücken, Finger nach vorne. Ausatmen, die Knöchel kreuzen und die Knie zur Brust ziehen. Drücken Sie die Hände fest nach unten, ziehen Sie den Bauch ein und den Oberkörper zusammen, heben Sie das Gesäß vom Boden. Einatmen, das Gesäß senken und in Position 1 gehen. Die Übung drei bis fünf Mal wiederholen und mit einem halben Vinyasa abschließen.

Diese Haltung stärkt Bauch und Kreuz und stimuliert den Darm.

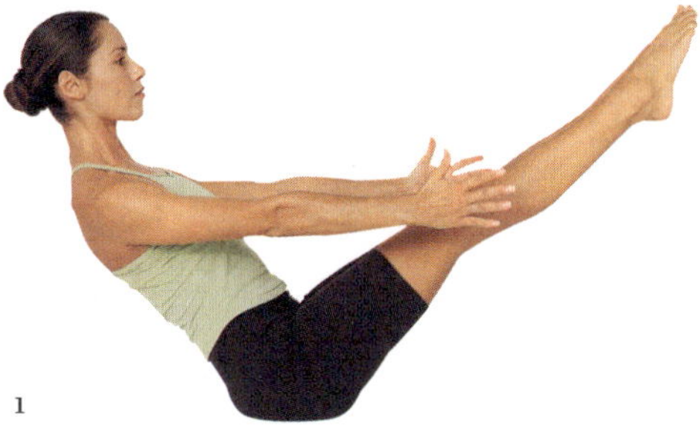

1

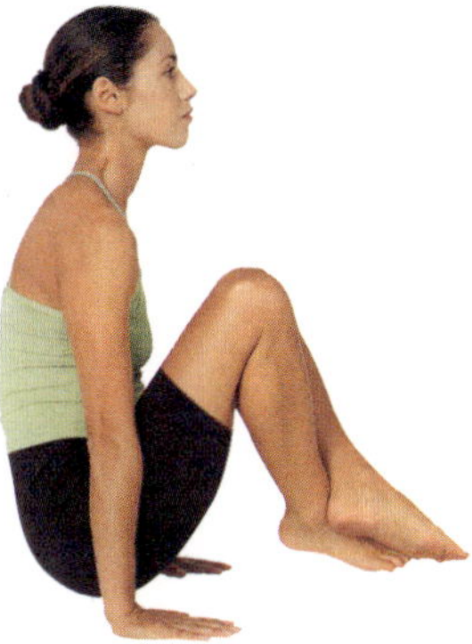

2

GEBUNDENER WINKEL
Baddha Konasana

1 Aus der sitzenden Grundstellung ausatmen, beide Beine gegen das Becken ziehen, Fußsohlen aneinanderlegen, Füße mit den Händen festhalten. Hüfte und Becken entspannen, die Knie Richtung Boden drücken.

2 Einatmen, die Daumen knapp unter den Ballen in die Fußsohlen pressen und die Sohlen nach oben drücken. Dadurch senken sich die Knie noch mehr. Brustkorb heben, Schultern nach unten drücken, Rückgrat strecken.

3 Ausatmen und mit geradem Rücken nach vorne über die Füße beugen. Die Ellbogen abwinkeln und mit den Unterarmen fest die Oberschenkel nach unten drücken. Ihre Nasenspitze fixieren und die Position fünf Atemzüge halten. Einatmen und aufrichten. Ausatmen und die Haltung lösen, ein halbes *Vinyasa* anschließen.

Diese Haltung lockert die Hüften, streckt die inneren Muskeln der Oberschenkel, stärkt die Rückenmuskeln und entspannt das Becken.

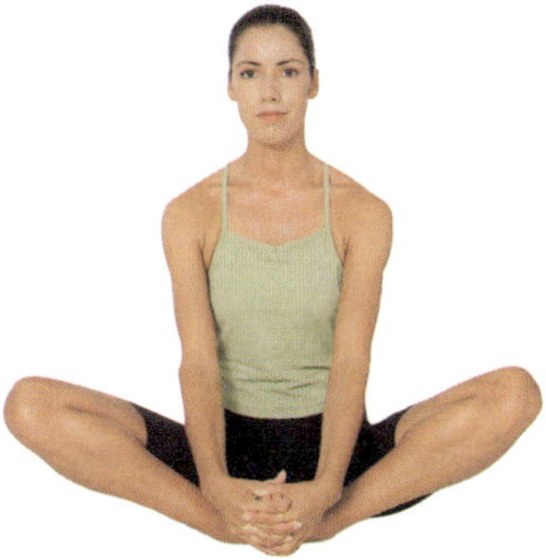

1

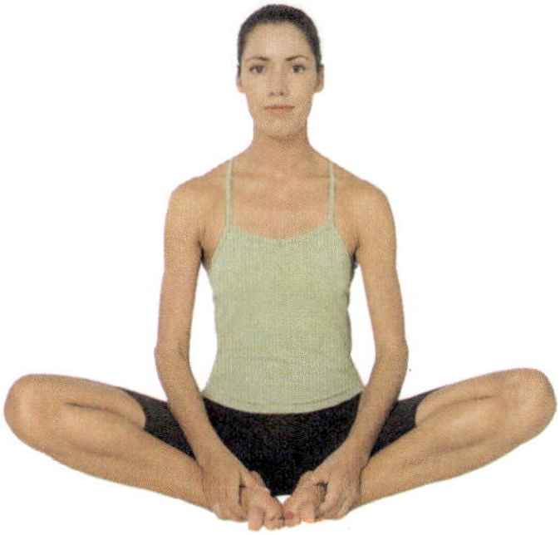

2

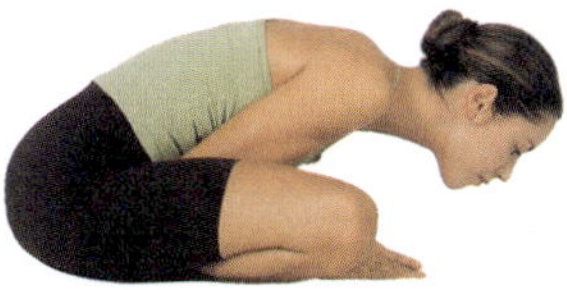

3

VARIANTE DER BRÜCKE
Setu Bandhasana

1 Aus der sitzenden Grundstellung ausatmen, flach auf den Rücken legen, die Knie beugen und die Füße nahe am Gesäß flach auf den Boden stellen. Durch eine leichte Beindrehung die Knie auseinander kippen, die Fersen schließen, die Sohlen flach auf den Boden.

2 Einatmen, die Handflächen auf den Boden legen, die Daumen unter das Gesäß klemmen. Die Arme beugen, den Körper auf die Unterarme stützen und nach oben drücken Den Kopf mit dem Scheitel gegen den Boden stemmen und das Rückgrad durchdrücken.

3 Ausatmen, die Arme vor der Brust kreuzen, die Hände auf die Schultern legen. Das Gewicht ausbalancieren. Die Nasenspitze fixieren und die Position fünf Atemzüge halten. Einatmen, die Unterarme senken, den Kopf heben. Ausatmen, in die sitzende Grundstellung gehen und ein halbes Vinyasa anschließen.

Die Haltung weitet den Brustkorb und Sie atmen tiefer.

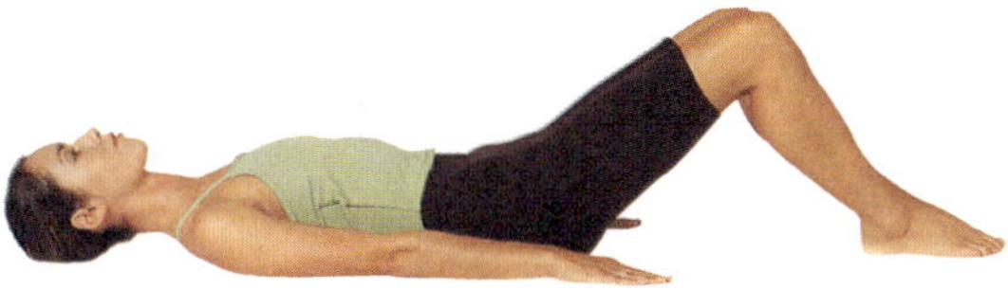

1

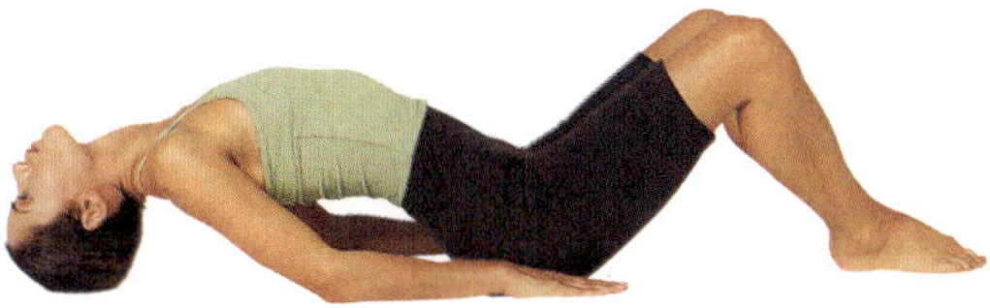

2

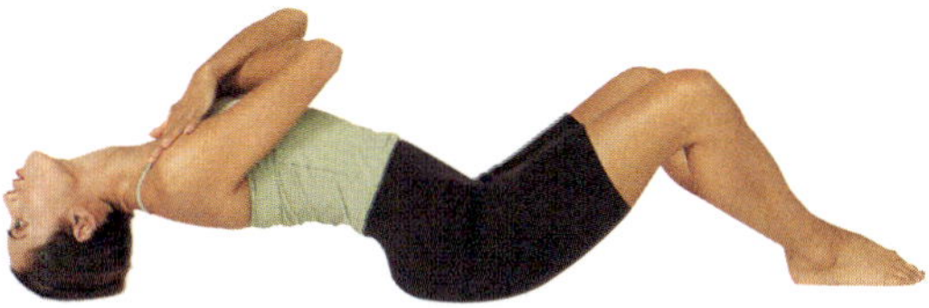

3

GEHOBENES RAD
Urdhva Dhanurasana

1 Aus der sitzenden Grundstellung ausatmen und flach auf den Rücken legen, die Arme seitlich. Knie beugen und die Fußsohlen nahe am Gesäß aufstellen, etwas mehr als hüftweit gespreizt.

2 Einatmen, die Knöchel mit den Händen umfassen und das Gesäß nach oben drücken, das Rückgrat durchbiegen. Das Gewicht liegt großteils auf den Schultern, nicht auf dem Nacken. Die Nasenspitze fixieren und die Pose fünf Atemzüge halten. Beim sechsen Mal Ausatmen den Körper langsam auf den Boden senken. Die Übung dreimal wiederholen. Eine sitzende Vorwärtsbeuge (s. S. 78–79) zehn Atemzüge halten und mit einem halben Vinyasa beenden.

Diese Haltung gibt Energie und stärkt den ganzen Körper, besonders Rückgrat, Beine, Gesäß, Arme und Schultern. Sie dehnt die vorderen Bein- und die Bauchmuskeln und weitet Brustkorb und Schultern.

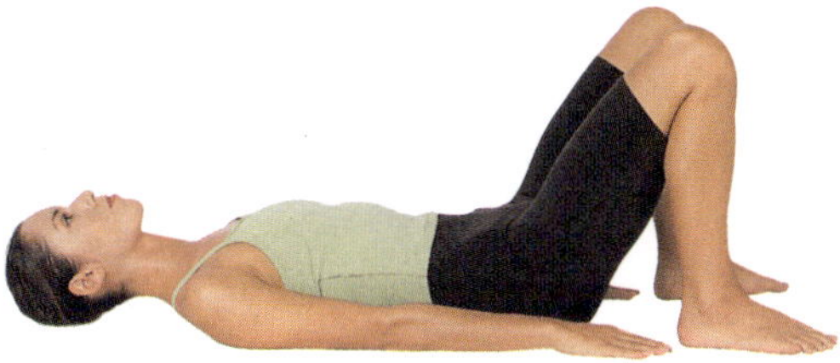

1

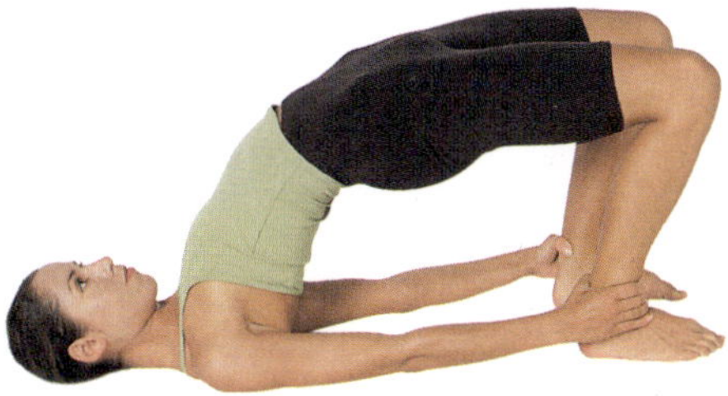

2

Ziehe dich von den sinnlichen Genüssen
in die Meditation zurück
wie eine Schildkröte in ihren Panzer.
So findest du Frieden.

BHAGAVAD GITA (6. Jahrhundert v. Chr.)

Breite dich aus in der Stille,
Richte dein Augenmerk nach innen,
Und weihe dein Bewusstsein deinem Selbst.
Denn die Weisheit, die du suchst, liegt in dir.

BHAGAVAD GITA (6. Jahrhundert v. Chr.)

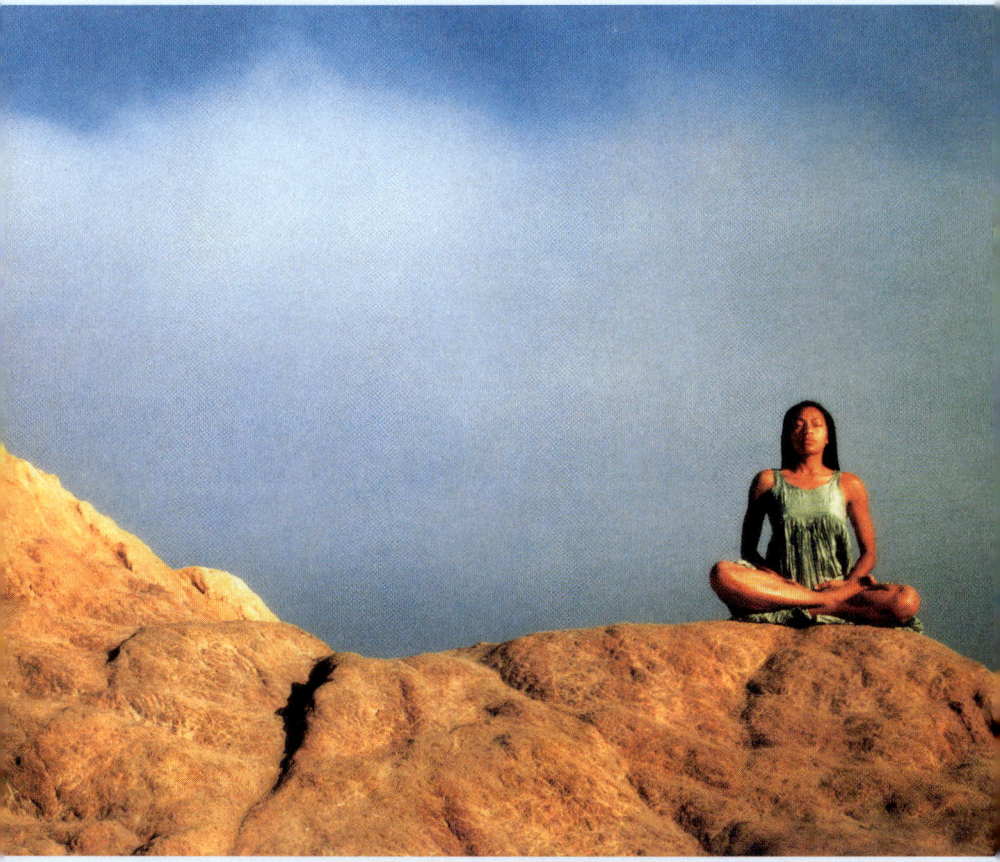

Kapitel 5

Die Abschluss-Sequenz

Trotz Ihrer Kürze ist die Abschluss-Sequenz ein elementarer Bestandteil jeder Ashtanga-Sitzung und darf nicht überstürzt gemacht oder gar weg gelassen werden. Die Sequenz besteht aus umgekehrten Haltungen (bei denen der Körper kopfüber gedreht wird) und ausgleichenden Balancestellungen. Wenn man den Körper umdreht, fließt mehr sauerstoffreiches Blut in den Kopf. Dadurch steigt die Leistungsfähigkeit des Gehirns. Wir können klarer und zielgerichteter Denken und uns besser konzentrieren.

Die Positionen werden länger gehalten als in den vorangegangenen Sequenzen, und der Rhythmus des *Ujjayi* verlangsamt sich. Dadurch kehrt der Körper in den Zustand des Gleichgewichts zurück. Die Muskeln entspannen sich, die Zellaktivität wird verlangsamt, die Sauerstoffaufnahme geht zurück und die Körpertemperatur sinkt.

Behalten Sie die *Ujjayi*-Atmung während der gesamten Sequenz bei, wobei die Atemzüge von Übung zu Übung länger und entspannter werden, bis Sie in der Entspannungslage (s. S. 108) zu normaler Atmung zurückkehren.

Nach den Übungen der Abschluss-Sequenz sollten Sie sich erfrischt, gestärkt und entspannt fühlen. Sie eignen sich ideal – allein oder in Kombination mit den Sonnengrüßen –, um sich nach einem hektischen Arbeitstag zu beruhigen.

SCHULTERSTAND / DER PFLUG
Salamba Sarvangasana / Halasana

1 Ausatmen und auf den Rücken legen, Arme seitlich. Nach fünf langen Atemzügen die Arme gegen den Boden drücken, die Beine heben und auf die Schultern rollen.

2 Ellbogen beugen und mit den Händen das Rückgrat abstützen. Sobald Sie im Gleichgewicht sind, die Beine strecken und den Bauch ei ziehen, um den Rücken zu stützen. Machen Sie sich lang, fixieren Sie Zehen oder Nasenspitze und halten Sie die Position zehn Atemzüge.

3 Ausatmen und die Beine hinter dem Kopf auf den Boden senken, Rückgrat und Beine bleiben gestreckt. Arme flach auf den Boden legen und die Finger verschränken. Nabel oder Nasenspitze fixieren und wieder zehn Atemzüge halten. Einatmen, die Arme spreizen und die Beine in Position 1 führen. Ausatmen und abrollen.

Diese Haltung streckt und stärkt den Oberkörper, stimuliert die Blutzirkulation und tut der Verdauung gut.

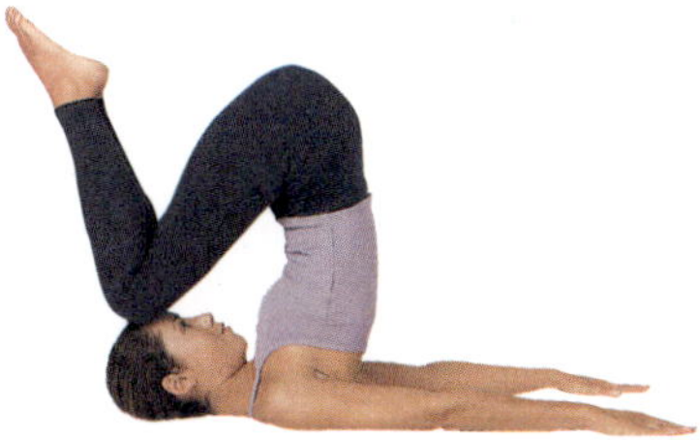

1

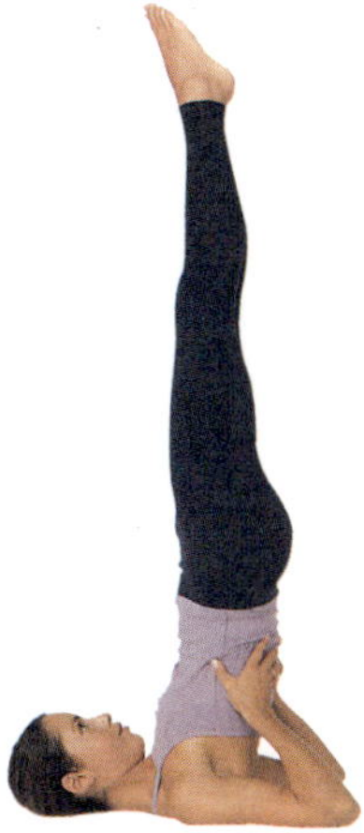

2

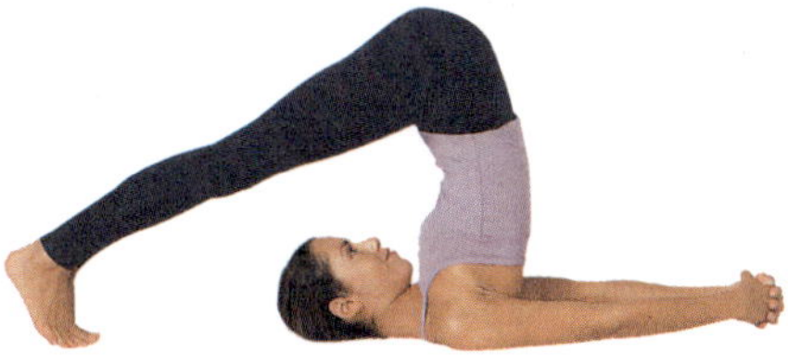

3

FISCH / STELLUNG MIT GEHOBENEN BEINEN
Matsyasana / Uttanapadasana

1 Aus der Rückenlage Beine strecken, einatmen. Arme zum Gesäß legen, Ellbogen abwinkeln, den Oberkörper anheben und auf die Unterarme stützen.

2 Ausatmen, nach hinten beugen und den Kopf entspannt auf den Boden legen. Den Brustkorb weiten, über den Bauch lang werden, Zehen strecken. Das „Dritte Auge" fixieren und die Position zehn Atemzüge halten.

3 Das Gewicht auf Kopf und Gesäß verlagern, ausatmen und die Arme, Handflächen nach innen, über den Körper strecken. Beine und Zehen gestreckt lassen und anheben. Fingerspitzen gegen die Zehen strecken, Nasenspitze fixieren und für zehn Atemzüge halten. Einatmen, Unterarme auf den Boden senken und den Kopf heben. Ausatmen und Körper und Beine senken.

Als Gegenstellung zum Schulterstand löst diese Haltung Verspannungen im oberen Rücken, weitet den Brustkorb und streckt Schultern und Nacken.

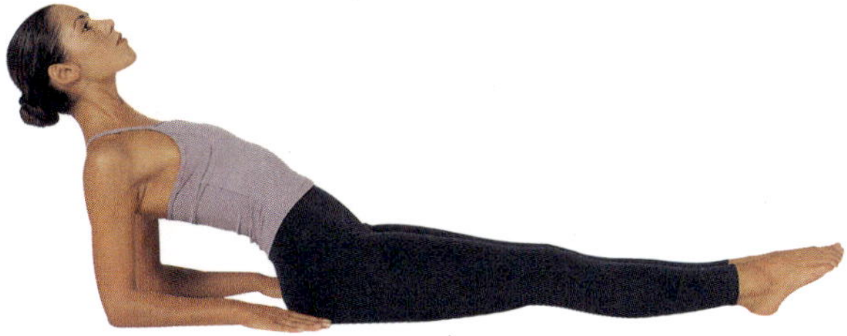

1

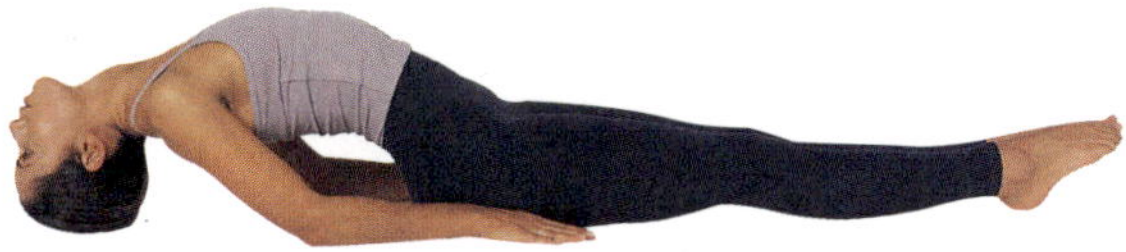

2

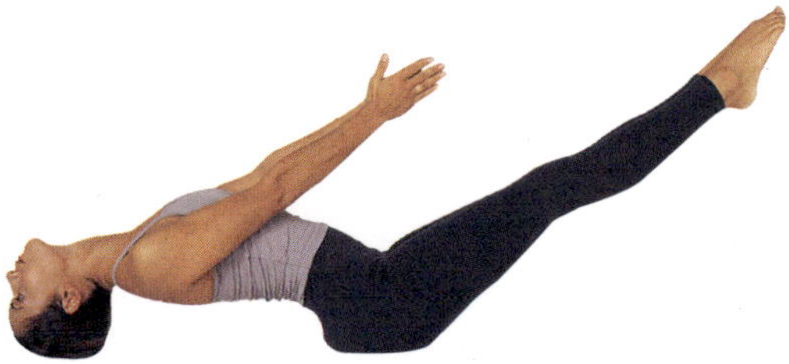

3

KOPFSTAND
Shirhsasana

1 Einatmen, hinknien und die Unterarme vor dem Körper so auf den Boden legen, dass die Fingerspitzen die Ellbogen der anderen Hand berühren. Ausatmen, die Unterarme nach außen drehen, ohne die Ellbogen zu bewegen. Die Finger verschränken, sodass ein Dreieck entsteht. Legen Sie die Oberseite des Kopfes in das Dreieck. Einatmen und die Hüfte heben.

2 Ausatmen und mit den Füßen näher zum Kopf steigen. Einatmen, das Gewicht auf Kopf und Unterarme verlagern und die Beine vom Boden heben, Knie beugen.

3 Wenn sie im Gleichgewicht sind Beine strecken und ausatmen. Zehen durchstrecken, Bauch einziehen und mit den Unterarmen nach unten drücken. Fixieren Sie Ihre Nasenspitze und halten Sie die Position zwanzig Atemzüge lang. Beim Ausatmen Beine senken.

Diese Haltung stärkt Arme und Schultern, sauerstoffreiches Blut gelangt ins Gehirn.

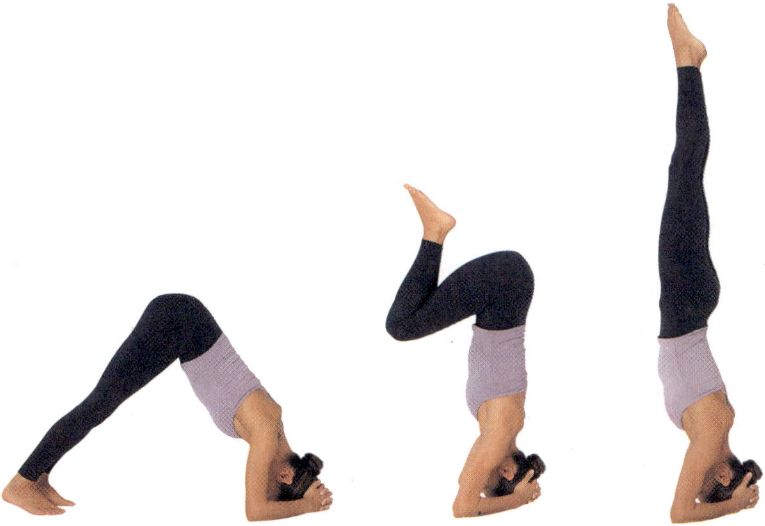

1 2 3

STELLUNG DES KINDES
Balasana

Die Stellung des Kindes ist die Gegenposition zum Kopfstand, die Wirkung der umgekehrten Haltungen wird ausbalanciert. Sie ist außerdem eine klassische Ruhestellung, die Sie immer dann einnehmen können, wenn Sie eine Pause brauchen. Die Stellung basiert auf der Lage des Kindes im Mutterleib und ist daher extrem beruhigend und gehaltvoll. Sie ist immer dann hilfreich, wenn Sie sich emotional belastet fühlen, sei es in einer Yoga-Sitzung oder im Leben. Aus dem Kniestand setzen Sie sich auf die Fersen, der Oberkörper bleibt aufrecht, die Arme pendeln locker an der Seite, die Hände sind entspannt. Ausatmen und nach vorne beugen. Die Brust ruht auf den Oberschenkeln, der Kopf vor den Knien auf dem Boden. Die Arme gleiten nach hinten zu den Füßen und liegen locker auf dem Boden. Schließen Sie die Augen, atmen Sie ganz ruhig und bleiben Sie in der Position halb so lange, wie Sie den Kopfstand gehalten haben, mindestens aber zehn Atemzüge.

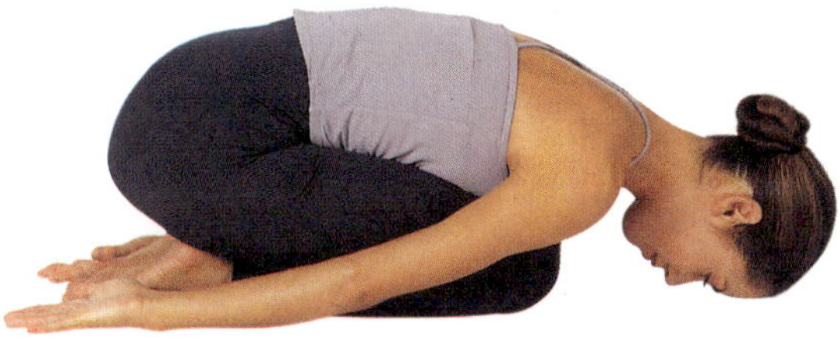

RUHENDER LOTOSSITZ
Padmasana (modifiziert)

1 Aus der sitzenden Grundstellung einatmen und beide Füße nacheinander möglichst nah zum Körper ziehen, Knie beugen. Hinter dem Rücken die Ellbogen mit den Händen fassen. Ausatmen und nach vorne beugen. Das „Dritte Auge" fixieren, und bis zu zehn Atemzüge halten.

2 Einatmen und aufsetzen. Ausatmen und die Hände hinter den Hüften auf den Boden legen, Fingerspitzen nach vorne. Einatmen, Rückgrat durchbiegen, Brustkorb heben. Den Kopf nach hinten fallen lassen, das „Dritte Auge" fixieren und bis zu zehn Atemzüge halten.

3 Einatmen und aufsetzen. Ausatmen, Handgelenke auf die Knie legen und Daumen und Zeigefinger jeder Hand aneinander legen. Bauch einziehen, gegen den Scheitel strecken, die Nasenspitze fixieren und die Position bis zu zehn Atemzüge halten. Ausatmen und entspannen.

Diese meditative Haltung lockert die Hüften, verbessert Haltung und Blutzirkulation und beruhigt Geist und Körper.

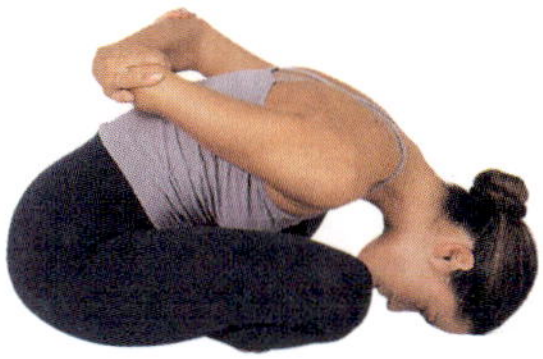

1

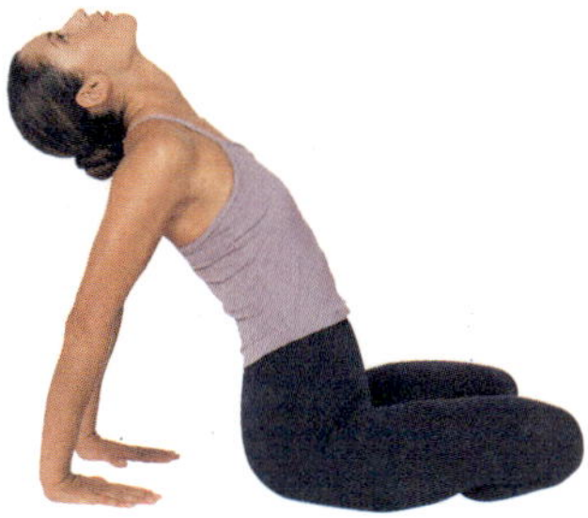

2

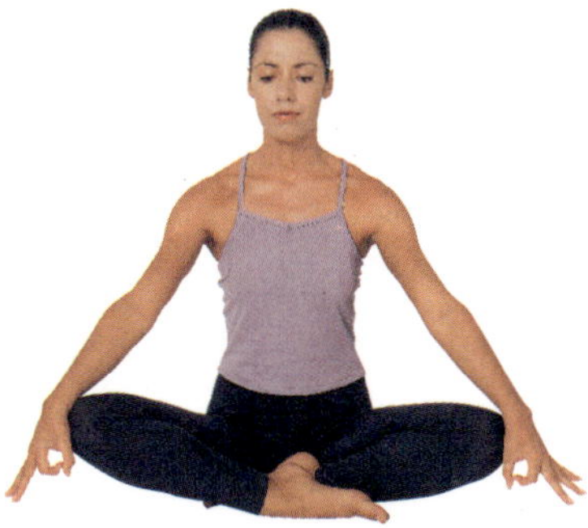

3

ENTSPANNUNGSLAGE
Savasana

Nehmen Sie sich nach jeder Yoga-Sitzung immer Zeit für diese Haltung. Sie hilft Ihrem Geist, zur Ruhe zu kommen, und stellt die Balance der Haltungen und Sequenzen im Körper her. Atmen Sie aus und legen Sie sich flach auf den Rücken, Arme zur Seite, Beine etwa hüftweit auseinander. Spreizen Sie die Arme, Handflächen nach oben, damit sich der Brustkorb öffnet. Lassen Sie die Füße zur Seite kippen und korrigieren Sie Ihre Position, bis der Körper symmetrisch ausgerichtet ist und Sie ganz bequem liegen. Gehen Sie zu normaler Atmung über, schließen Sie die Augen, entspannen Sie sich und lassen Sie den Körper in den Boden sinken. Konzentrieren Sie sich auf jeden einzelnen Körperteil, von den Füßen aufwärts bis zum Kopf. Lösen Sie jede noch verbliebene Anspannung. Dann richten Sie Ihren Geist auf die Mitte Ihres Körpers und lauschen dem entspannten Rhythmus Ihres Atems für mindestens fünf Minuten.

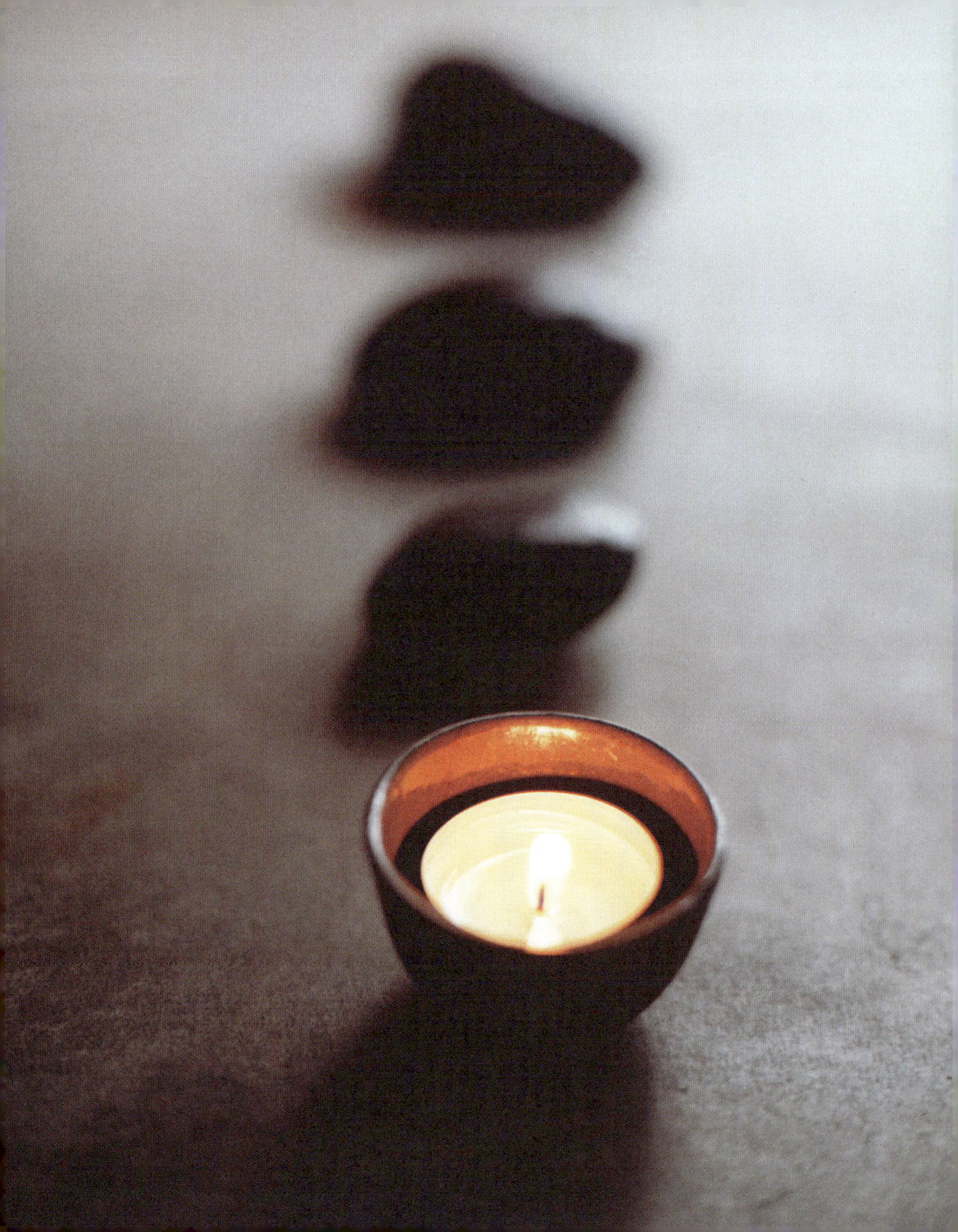

Oben: der Himmel –
Firmament, Sonne, Sterne, Monde, Planeten.
Unten: die Elemente –
Raum, Luft, Feuer, Wasser, Erde.
Sie bilden den Körper – Gestalt und Form,
Lebensatem, Verbrennung der Nahrung, Blut und
Wasser, Gebein und Fleisch,
Und die Sinne –
Hören, Fühlen, Sehen, Schmecken, Riechen.
Als der Weise in diesen jeweils Fünf erkannte,
Sah er, dass alle Dinge heilig sind.
Man kann das Innere mit dem Äußeren vollenden.

TAITTIRIYA UPANISHAD (7. Jahrhundert v. Chr.)

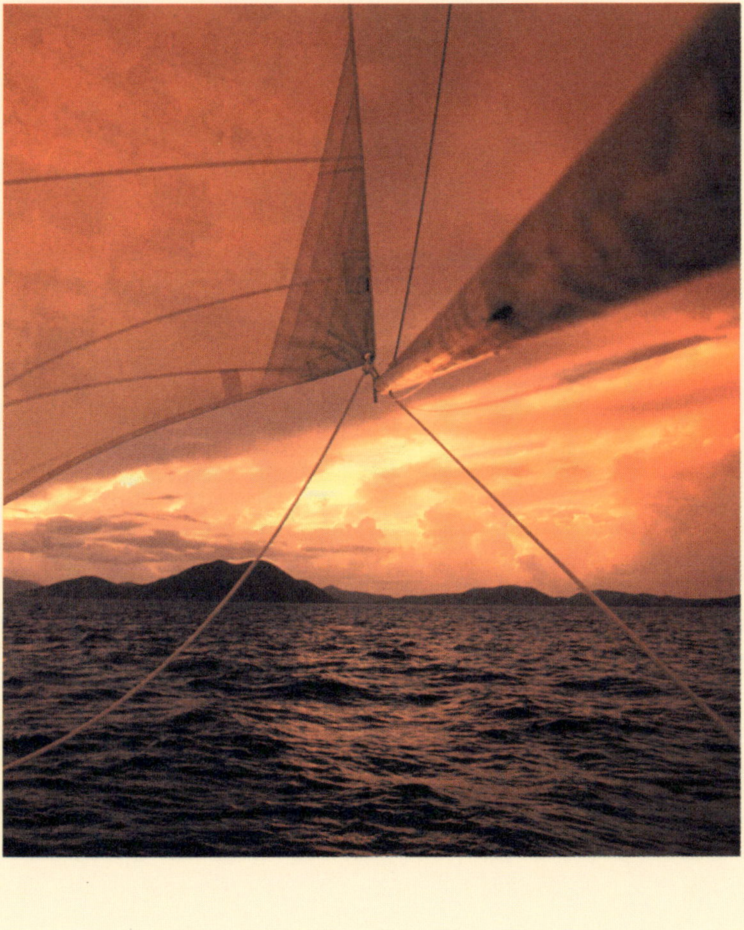

Kapitel 6

Ashtanga leben

Wie wir gesehen haben, ist das Ziel von Ashanga Yoga (vor allem in der „Primary" Serie) in erster Linie, durch das Üben von Haltungen in Verbindung mit kontrollierter Atmung einen starken und geschmeidigen Körper und einen klaren Geist zu erlangen. Das ist es auch, was die meisten Schüler in Ashtanga suchen. Allerdings ist die körperliche Fitness nur ein Aspekt des Yoga. Widmet man sich auch den anderen Stufen, die Patanjali in seinen *Yoga-Sutren* erwähnt (s. S. 12), wird Ashtanga zum Leitprinzip des täglichen Lebens, sowohl zu Hause als auch im Beruf.

Man kann Patanjalis acht Glieder des Yoga in zwei Gruppen einteilen: Die äußerlichen, nämlich *Yama*

(Ethik), *Niyama* (Selbstdisziplin), *Asana* (Haltungen) und *Pranayama* (Atemtechnik) und die nach innen gerichteten, die da sind *Pratyahara* (Rücknahme der Sinne), *Dharana* (Konzentration), *Dyana* (Meditation und *Samadi* (Einssein mit dem wahren Selbst).

In diesem Kapitel widmen wir uns zuerst den äußerlichen Stufen – jenen nach außen gerichteten Einstellungen und Handlungen, gegenüber uns selbst sowie gegenüber unseren Mitmenschen und unserer Umwelt. Wenn wir uns damit beschäftigt haben, können wir uns an die meditativen, nach innen gerichteten Stufen wagen, die uns auf eine Reise der Selbsterkenntnis und spirituellen Umorientierung führen.

DIE ÄUSSERLICHEN GLIEDER

Die nach außen gerichteten Stufen des Yoga verlangen bewusstes Training von Körper und Geist und bereiten uns auf die innerlichen Stufen vor. Neben *Asana* und *Pranayama*, die wir in früheren Kapiteln besprochen haben, umfassen die äußerlichen Glieder die Arbeit an unseren persönlichen, sozialen und ethischen Einstellungen und Verhaltensweisen – *Yama* und *Niyama*.

Yama Ethik

Yama ist das erste der äußerlichen Glieder und enthält fünf moralische Richtlinen für den Umgang mit Anderen und mit der Umwelt. Das erste davon ist *Ahimsa*, Gewaltlosigkeit. Es verlangt von uns Mitgefühl mit allem Lebendigen. Die traditionelle Yoga-Lehre beinhaltet auch vegetarische Ernährung, wir können darunter jedoch auch generell Achtung vor uns selbst und der Welt um uns verstehen. Integrieren Sie *Ahimsa* in Ihre Yoga-Praxis – hören Sie auf Ihren Körper und respektieren Sie seine Grenzen. Bekämpfen Sie die

Versuchung, ihm Haltungen abverlangen zu wollen, die Ihre Möglichkeiten überschreiten.

Das zweite Yama ist *Satya*, Aufrichtigkeit. Totale Ehrlichkeit erfordert viel Mut, doch vergessen Sie nicht, dass jede Lüge, sei sie noch so klein, unseren Wert mindert, nicht nur in der Sicht der anderen, vor allem in unseren eigenen Augen.

Asteya (Nicht-Stehlen) ist das dritte *Yama:* Nicht mehr verlangen, als wir brauchen. So sollten wir nichts – weder Zeit noch Kraft, Geld oder Gut – von anderen verlangen, wenn es uns nicht freiwillig gegeben wird.

Das vierte *Yama* ist *Bramacharya*, im traditionellen Yoga die Keuschheit. Heute sehen wir in diesem *Yama* mehr die Aufforderung zu allgemeiner Mäßigung und Selbstbeherrschung in allen Lebenslagen.

Apariggraha ist das fünfte *Yama* und bedeutet Nicht-Festhalten, Loslassen. Wir Menschen wehren uns oft gegen Veränderung, versuchen, uns sicher und beschützt zu fühlen, indem wir an Sehnsüchten, Menschen oder Besitz festhalten. Doch diese Einstellung hindert uns, wirklich lebendig und frei zu sein. Wir sollten

Veränderungen willkommen heißen, sie als Chance sehen, zu wachsen und zu lernen.

Niyama Selbstdisziplin

Niyama ist das zweite der äußerlichen Glieder. Es umfasst fünf Prinzipien, die unserem Geist auf der Suche nach innerer Erleuchtung den Weg weisen. Das erste *Niyama* ist *Sauca*, Sauberkeit, aber auch Reinheit. *Sauca* bezieht sich nicht nur auf die Reinigung des Körpers, auch Gesundheit ist gemeint. Sie üben *Sauca*, indem Sie Schadstoffe, die Sie zu sich nehmen, reduzieren – nicht nur Alkohol und Tabak, auch chemische Zusätze in Lebensmitteln oder Pflanzenschutzmittel.

Das zweite *Niyama* ist *Samtosa* (Zufriedenheit). Um *Samtosa* zu erlangen, müssen wir den guten Dingen und Umständen des täglichen Lebens Beachtung schenken. So entwickeln wir ein Gefühl der Dankbarkeit und des Überflusses, das zu Zufriedenheit führt. Die Meditation von S. 118 hilft bei diesem *Niyama*.

Das dritte *Niyama* ist *Tapas*, wörtlich übersetzt „Feuer" oder „Hitze". *Tapas* verlangt von uns, alles, was wir tun, auch aus ganzem Herzen, eben mit „Feuereifer" zu tun – seien es ganz banale Dinge wie Staubsaugen, sei es, dass von unserem Tun ein Leben abhängt. Wenn wir unsere Energie auf diese Art kanalisieren, handeln wir nicht nur effektiver, wir fühlen auch mehr Befriedigung.

Das vierte *Niyama*, *Swadhyaya*, bedeutet Selbsterkenntnis, das Studium unseres inneren Selbst, die Erkennnis unbewusster Bedürfnisse und unbewusster Einstellungen, die uns dabei behindern, unser tatsächliches Potential zu entwickeln. Üben Sie dieses *Niyama*, indem Sie Ihre Yoga-Praxis hinterfragen. Mit welcher Einstellung gehen sie in jede Haltung? Vielleicht entdecken Sie dabei auch Ihre grundsätzliche Einstellung dem Leben gegenüber. Und diese Erkenntnis ist der erste Schritt zu einer Veränderung.

Das letzte *Niyama* ist *Ishwara-Pranidhana*, die Hingabe an ein höheres Sein, eine höhere Energie. Als religiöser Mensch können sie dieses *Niyama* in der Ehrfurch vor Gott verwirklichen, es kann aber auch die Ehrfurcht sein vor dem Wunder des Lebens und Ihrer eigenen Existenz.

ZUFRIEDENHEIT FINDEN

Diese Visualisierung soll Ihnen helfen, *Samtosa* (Zufriedenheit) in Ihrem Leben zu finden. Meditieren Sie morgens, bevor Sie aufstehen – Sie werden sehen, wie die gute Laune bald den ganzen Tag anhält.

1 Sitzen oder liegen Sie bequem auf dem Boden. Schließen Sie die Augen, bis der Blick verschwimmt.

2 Denken Sie an das Wort „zufrieden". Was bedeutet es für Sie? Wie äußert es sich in Ihren Gedanken und Gefühlen.

3 Rufen Sie sich eine Situation in Erinnerung, in der Sie zufrieden waren: die erste Frühlingssonne auf der Haut, ein Spaziergang mit dem Hund, das Beisammensein mit einem geliebten Menschen. Versetzen Sie sich zurück in diesen Moment und erlauben Sie dem Gefüh, Sie ganz zu überschwemmen, Geist und Körper zu erfassen.

4 Lassen Sie die Erinnerung langsam los, aber halten Sie an dem Gefühl überwältigender Zufriedenheit, das sie erzeugt hat, fest, und kehren Sie langsam in die Gegenwart zurück.

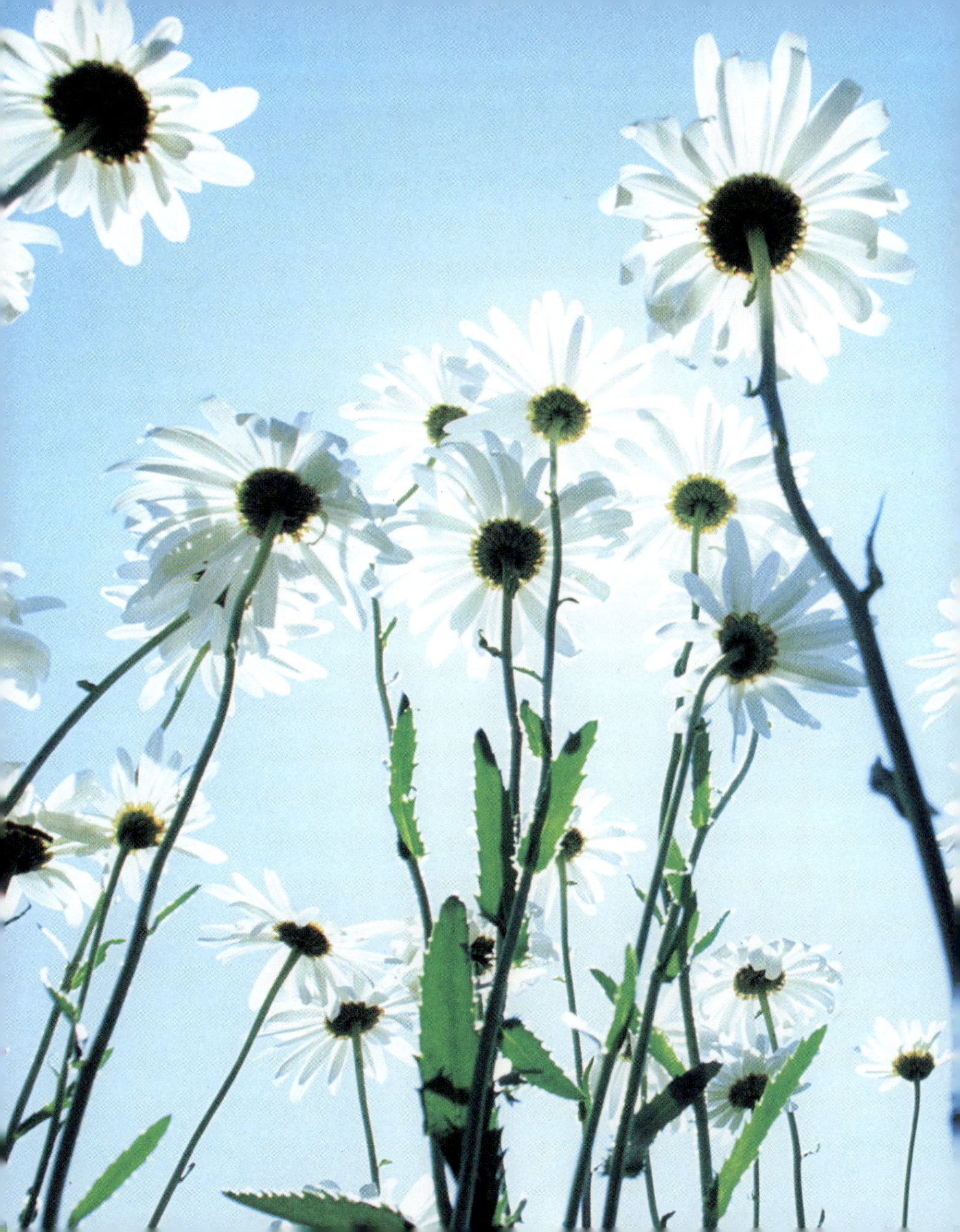

DIE INNERLICHEN GLIEDER

Wenn wir gelernt haben, Geist und Körper zu kontrollieren, uns die äußerlichen Glieder des Yoga zu Eigen gemacht haben, wenden wir uns den innerlichen zu – *Pratyahara*, *Dharana*, *Dhyana* and *Samadhi*. Das sind die Stationen auf unserer Reise zu spiritueller Erleuchtung mit dem Ziel, einen Ruhepol in uns selbst zu finden und uns mit dem universellen Bewusstsein zu verbinden.

Pratyahara Rückzug der Sinne

Pratyahara ist der erste Schritt zur Meditation, wenn wir unsere Aufmerksamkeit von der Außenwelt, wie wir sie mit unseren Sinnen wahrnehmen, abwenden und in uns selbst lenken. Im Ashtanga Yoga helfen *Drishtis* (s. S. 27) bei der Entwicklung dieser Stufe. Wir fixieren einen Punkt und nehmen so die Umgebung weniger wahr.

Dharana Konzentration

Wenn wir uns ganz auf uns selbst konzentrieren können, ohne uns von Gedanken, Gefühlen oder dem Tun

Anderer ablenken zu lassen, haben wir den Zustand des *Dharana* erreicht. Dabei hilft die einfache Meditation von S. 123.

Dhyana Meditation

Dhyana beschreibt jenen Zustand tiefer Meditation, in dem die Grenzen zwischen Sein und Tun verschwimmen. Wenn wir uns so sehr auf unsere *Vinyasa*-Übungen konzentrieren können, dass wir Bewegung, Atmung und uns selbst als Einheit empfinden, erreichen wir *Dhyana*.

Samadhi Vereinigung mit dem wahren Selbst

Wörtlich aus dem Sanskrit übersetzt bedeutet *Samadhi* „Frieden, der alles Verstehen hinter sich lässt". *Samadhi* ist der höchste Grad der Meditation, der Zustand des „Yoga", der „Vereinigung", in dem der Yogi spirituelle Erleuchtung erreicht hat. In diesem Zustand löst sich das Bewusstsein des eigenen, getrennten Selbst auf und geht über in das Erleben völligen Einsseins mit dem Universum und allem, was es umfasst.

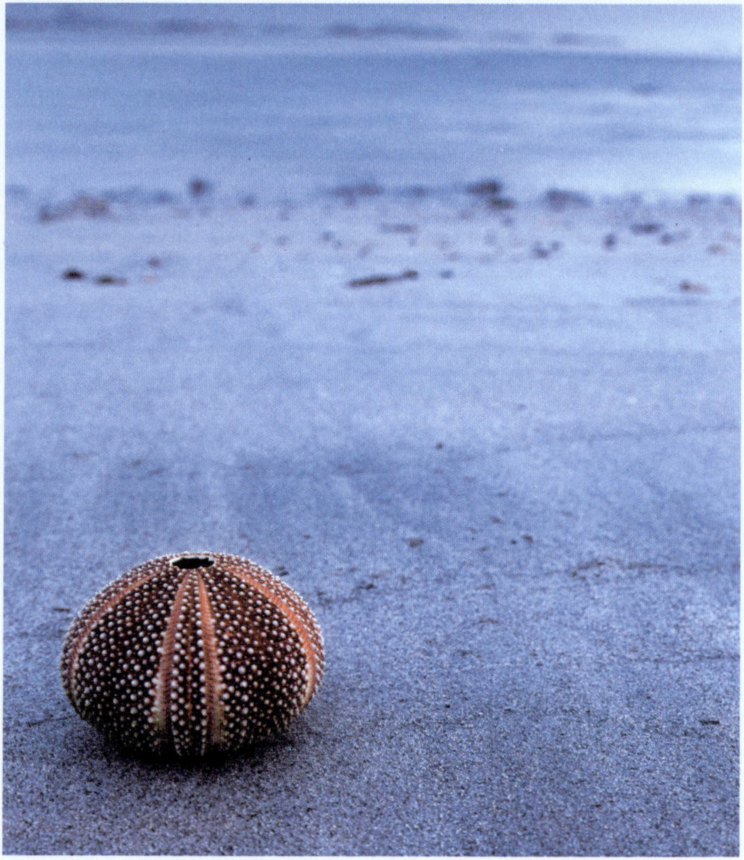

DHARANA ENTWICKELN

Führen sie diese einfache Meditationsübung am Ende der Yoga-Sitzung aus – Sie wird Ihnen helfen, *Dharana*, Konzentration zu entwickeln, Ablenkungen aus dem Bewusstsein auszublenden und den Blick nach innen zu richten. Beginnen Sie langsam. Anfangs meditieren Sie etwa zehn Minuten und steigern sich nach und nach.

1 Sitzen sie bequem auf dem Boden oder einem Sessel, den Rücken gestreckt und die Augen geschlossen.

2 Richten Sie alle Sinne auf die Aktivität des Atmens: Hören Sie auf das rhythmische Geräusch jedes Atemzugs, spüren Sie den Luftstrom auf der Haut, wenn der Atem in die und aus der Nase strömt. Fühlen Sie, wie Ihr Brustkorb sich weitet und verengt. Visualisieren Sie, die Luft, die in Ihre Lungen strömt und wieder entweicht.

3 Seien sie nicht enttäuscht, wenn Ihre Gedanken abschweifen. Beobachten Sie jeden Gedanken, wie er Ihren Geist durchquert, und richten Sie anschließend Ihre Aufmerksamkeit wieder auf den Atem.

Wenn wir unser Leben mit Leidenschaft leben,
Kämpfen wir mit unserem Herzen:
Wir wagen zu hoffen und zu träumen,
ohne ein Scheitern zu fürchten;
Ein hohes Ziel beflügelt uns,
unsere Gedanken kennen keine Fesseln
und wir öffnen uns, um eine Welt grenzenloser
Möglichkeiten zu umarmen;
Versteckte Talente und Fähigkeiten erwachen
im Angesicht der Herausforderung und Begeisterung;
Und wir erkennen uns selbst als Menschen,
größer und stärker,
als wir uns jemals erträumt hätten zu sein.

PATANJALI

YOGA-SUTREN (um 200 v. Chr.–200 n. Chr.)

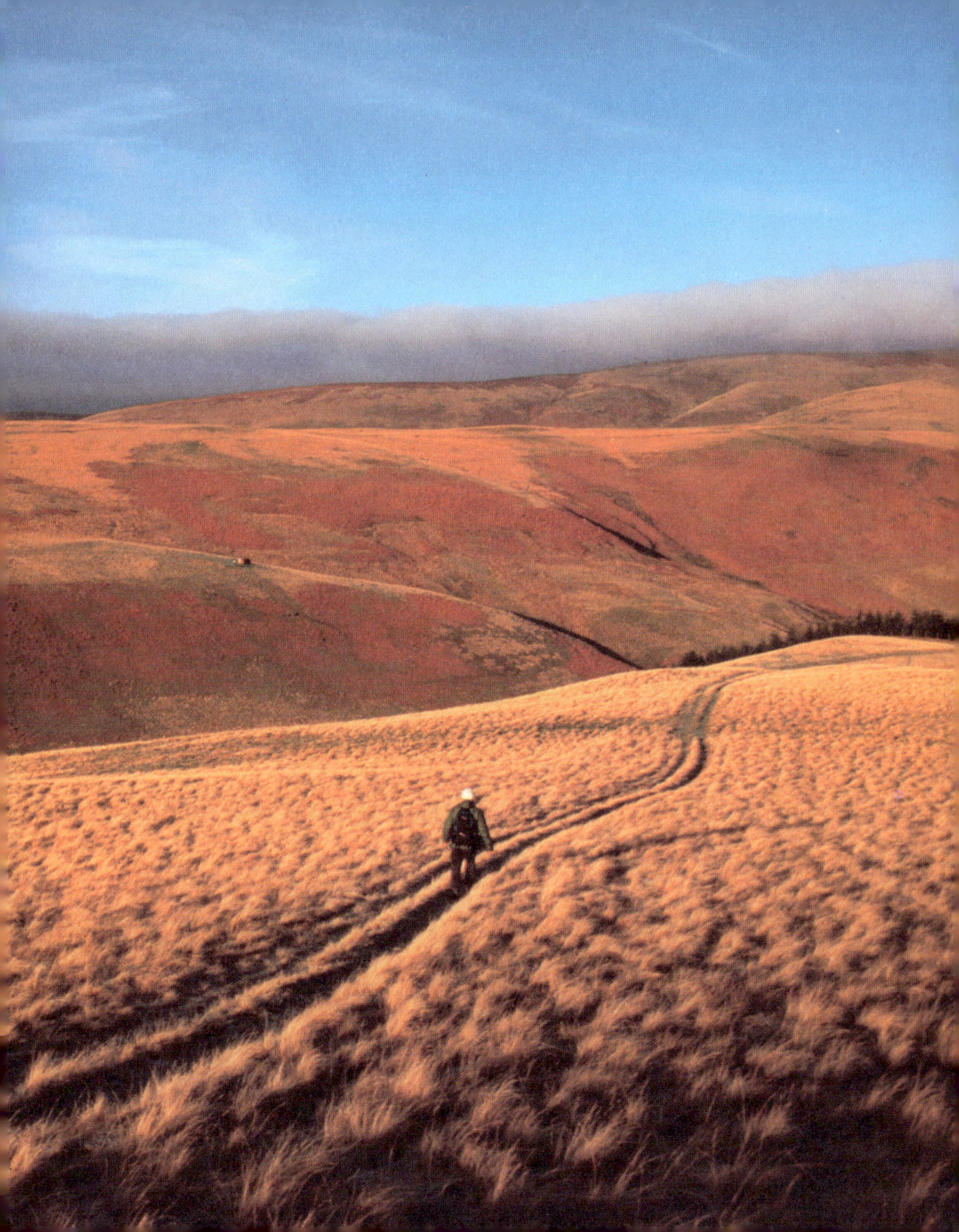

INDEX

INDEX

Bildnachweis

Der Herausgeber dankt den nachfolgenden Menschen, Museen und Photosammlungen für die Erlaubnis zur Publikation ihres Materials. Die Rechteinhaber wurden mit größter Sorgfalt ausgeforscht. Sollte jemand dennoch übersehen worden sein, bitten wir um Entschuldigung und werden, so wir davon erfahren, den Fehler in der nächsten Ausgabe richtig stellen.

Seite 13 Makoto Saito/Photonica; **26** Mieko Kanasachi/Photonica; **33** Getty/Image Bank; **37** Yukari Ochiai/Photonica; **49** Steve Bloom Images; **73** Getty/Stone; **95** Getty/Stone; **109** Getty/Stone; **111** Getty/Image Bank; **119** Getty/Image Bank; **122** Getty/Image Bank; **125** Getty/Stone

Danksagung des Autors

Ich widme dieses Buch all meinen Lehrern, die mich bisher auf meinem Weg geleitet haben, besonders meinen allerersten Lehrern: Francis, meiner Mutter; William, meinem Vater; Michael und Sarah, meiner Familie. Kate – danke für deine Herzlichkeit, deine Freundlichkeit und dein unerschütterliches Vertrauen und die Hilfe auf dem Yoga-Pfad. Sarah and Nigel – danke für eurer Lächeln und dass es euch gibt. Lois – du hast mich so viel gelehrt, wie kann ich dir jemals genug danken? Worte reichen nicht aus ... . Ross und die Klasse von '88, wir hatten eine wunderbare Zeit. Für schöne Momente und spezielles Wissen danke ich: Wendy, Ambro, Lino, Louly, Catherine, Nick und Helena, Barty, Angela, Russ und Caron, Noonie und Jiggster, um nur einige zu nennen.

An alle meine Schüler: Ihr seid immer meine Lehrer und meine Inspiration. Wir sehen uns auf der Matte.

Ich umarme euch in Liebe, möge Friede und Licht mit euch sein, für immer.

OM Shanti Namaste

Anton ×

Danksagung des Herausgebers:

Modell: Kate Moore

Make-up: Tinks Reding